1978

SUPPRIMEZ VOUS-MÊME VOS DOULEURS PAR SIMPLE PRESSION D'UN DOIGT

Docteur ROGER DALET

SUPPRIMEZ VOUS-MÊME VOS DOULEURS PAR SIMPLE PRESSION D'UN DOIGT

FRANCE LOISIRS
123, Boulevard de Grenelle, Paris

Edition du Club France Loisirs, Paris
avec l'autorization des Editions de Trévise

ISBN 2-7242-0707-6

Introduction

Tout le monde, bien sûr, a entendu parler de l'Acupuncture.
Et pour tout le monde, cette technique de traitement de l'Extrême-Orient apparaît comme très secrète, très mystérieuse, très compliquée.
Pourtant, en Chine, des milliers d'hommes et de femmes qu'on appelle les « médecins aux pieds nus » soignent, soulagent, guérissent les malades de leur famille, leurs voisins, leurs compagnons de travail et... eux-mêmes, seulement en stimulant quelques points bien choisis sur le corps.
Pourquoi, ne sauriez-vous pas **vous** aussi soulager vos petits malaises, ceux de vos enfants, de vos amis, avec la même méthode ?
Il ne s'agit pas, bien sûr, de traitements complets : ceux-ci sont réservés aux médecins acupuncteurs qui ont mis souvent des années pour parfaire leur science. Il s'agit de soulager vite, au moins aussi bien qu'avec un cachet ou des gouttes, le rhume qui abrutit, le lumbago qui plie en deux, la douleur qui terrasse, c'est-à-dire un certain nombre de petits malaises que nous vous convions à passer en revue avec nous.

Petit résumé historique

On a pu dire avec raison que la médecine traditionnelle chinoise, que ce soit au moyen des aiguilles ou d'attouchements avec des matières en feu, remonte à la nuit des temps. Et de fait, on retrouve, à l'heure actuelle, de plus en plus souvent, dans des tombes préhistoriques, antérieures même aux inscriptions écrites, de nombreuses aiguilles qui ont servi indiscutablement à un but thérapeutique. Ces aiguilles sont parfois simplement des éclats, de petits poinçons de pierre. Mais l'on découvre aussi, dans les tombes des nobles et des rois, par exemple à côté des sarcophages des princes ou des princesses, des aiguilles d'or ou d'argent, plus ou moins oxydées pour les dernières par les siècles qui se sont écoulés.

Bien sûr, on manque de documents en ce qui concerne cette lointaine acupuncture, et c'est pourquoi, à l'heure actuelle, les hypothèses vont bon train puisque certains estiment même que c'est à une visite des extra-terrestres que l'on doit, en Chine, l'éclosion de cette médecine si particulière. Mais sans aller si loin, on peut — je crois — admettre plus volontiers que des observateurs minutieux et répétés, comme savent l'être les Chinois, ont permis de mettre sur pied toute cette architecture importante qui constitue vraiment pour nous une médecine nouvelle.

D'ailleurs, très tôt dans l'histoire de Chine, on a pu voir que des efforts de classification avaient été faits en ce qui concerne l'acupuncture. Dès 220 avant Jésus-Christ, on trouve un ouvrage important qui s'appelle le *Nei-King* ou le *Nei-Jing,* et qui a été rédigé sur la demande d'un empereur, l'empereur Houang-Ti.

Si l'Energie s'arrête de s'écouler, autrement dit si une espèce de nœud se forme quelque part sur le trajet de ces méridiens, la maladie apparaît et, de même, si, sur le plan qualitatif, une Energie perverse s'installe à la place de l'Energie vitale normale, là encore une autre maladie peut apparaître. Or, sur ces trajets, il y a des points — 361 en tout plus quelques points épars en dehors des trajets — qui permettent de modifier quantitativement et qualitativement l'écoulement de l'Energie. Et c'est alors qu'après s'être imprégné des renseignements que lui a fournis l'examen à l'orientale du malade, le thérapeute va, selon des règles complexes et qui portent des noms poétiques comme Règle Mère-Fils ou Règle des 5 Eléments, planter de petites aiguilles en des points parfaitement choisis, pour que le cours de l'Energie normale se rétablisse et, par conséquent, que la santé réapparaisse. Quand de telles théories ont été introduites en Occident, on comprend qu'elles aient provoqué un véritable choc ; et c'est ce qui explique qu'au fond, la médecine des Chinois a été enseignée aux Occidentaux à diverses périodes, et qu'à chaque fois elle est tombée en désuétude jusqu'à l'époque actuelle. Ce sont d'abord, vers le XVIe siècle, des Bénédictins de retour de Chine qui ont exposé les premiers les fondements de la médecine orientale, ont apporté des aiguilles ; ils n'ont généralement suscité que l'ironie sur leur passage. Puis, pendant le XIXe siècle, des auteurs tels que le père du musicien Berlioz, ont à nouveau voulu mettre en évidence et en valeur la technique. Là encore, ils ont eu des accidents, ce qui fait que, très vite, celle-ci a été abandonnée. Il a fallu attendre des auteurs de la fin du XIXe siècle, d'ailleurs non médecins, comme le célèbre Soulié de Morant qui était consul de France en Chine et qui avait étudié la médecine chinoise, pour que des livres chinois soient traduits et que la pratique puisse se répandre dans nos pays. Mais cette pratique suscite, encore et toujours, l'incrédulité, voire même l'hostilité d'un grand nombre de thérapeutes et, encore plus, de chercheurs. De cette incrédulité, de cette hostilité, on rencontre maints témoignages de nos jours, et il n'est pas jusqu'aux derniers ouvrages des plus grands de nos Maîtres qui ne les reflètent encore actuellement.

Mais, à côté de ceux qui doutent, il y a ceux qui ont essayé et qui ont obtenu des résultats qui les enthousiasment par leur rapidité, leur qualité, leur sécurité. Aussi peut-on dire que le débat est toujours ouvert en Occident, alors même que ce débat n'a plus d'objet, car, en effet, l'acupuncture traditionnelle, telle qu'elle a été enseignée, se dépasse elle-même, et d'abord dans son pays d'origine, la Chine. Ceci pour deux raisons : nous avons vu que la Chine nouvelle, sous l'impulsion et sous la volonté même de son dirigeant principal, Mao Tsé-toung, a voulu expressément faire le pont et combiner les données scientifiques que lui apportait l'Occident avec le trésor de la tradition chinoise. Ceci, la Chine l'a obtenu à deux niveaux : d'une part, en associant les thérapeutiques — j'avoue que cela a été, pour les médecins occidentaux, la plus grande surprise. Cette association s'est faite d'abord dans les milieux de soins habituels, comme les cliniques et les hôpitaux. Nous avons vu, en Occident, de nombreuses missions composées de médecins ou non assister à cette chose étonnante que sont, chez l'homme comme chez l'animal, les interventions chirurgicales faites sans anesthésie chez un sujet où l'analgésie, c'est-à-dire l'absence de douleur, est obtenue simplement par l'application d'une petite aiguille en un point bien choisi. Ainsi, a-t-on pu filmer, a-t-on pu interviewer des malades en cours d'opération, des gens qui se font enlever un poumon, l'estomac, a-t-on pu voir des enfants qui naissent par césarienne, alors que le patient, alors que la parturiente ne sont pas endormis. C'est une chose qui semblait absolument impensable avant que la preuve ne nous en soit fournie. Et puis on a vu cette médecine se répandre au niveau le plus populaire, chez ceux qu'on appelle les « médecins aux pieds nus ». Ce sont des ouvriers d'usine, ce sont des paysans des champs qui apprennent le maniement des aiguilles et peuvent ainsi soulager les affections, banales ou non, de leurs compagnons de travail, leurs voisins, leur famille. Ce qui n'a pas empêché ces « médecins aux pieds nus » de faire des recherches par eux-mêmes ; ainsi, l'un d'entre eux, Tchao Pou Yu est devenu un héros chinois puisqu'il a réussi à mettre au point une technique de traitement des sourds-muets, qui permet d'en faire entendre un grand nombre et qui ouvre, là encore, des horizons nouveaux pour l'Occident.

Et puis, les médecins et la recherche chinoise ont complété l'acupuncture. Ils ont découvert de nouveaux points ; ils ont mis en évidence de nouveaux tracés s'ajoutant aux précédents et, en particulier, reliant les points de la peau aux organes profonds. Ils ont expérimenté de nouveaux moyens, par exemple l'utilisation du courant électrique à travers les aiguilles d'acupuncture. Mais enfin, et surtout, les Chinois contemporains ont simplifié l'usage de l'acupuncture par des expérimentations répétées au cours de traitements médicaux ou chirurgicaux ; ils ont réduit considérablement le nombre des points utilisés pour traiter telle ou telle affection : souvent même, un seul point suffit pour couvrir toute une région, quelle que soit l'affection pathologique qui la touche. Ce sont ces derniers travaux, en particulier, qui ouvrent les plus vastes horizons parce qu'on voit que, par là, on peut obtenir des traitements sûrs, efficaces, et avec un minimum de moyens ; en tout cas, on peut, d'ores et déjà, soi-même, sinon se soigner complètement, du moins se soulager en appuyant sur un petit nombre de points bien choisis.

Ce sont ces stimulations de points que nous envisageons dans cet ouvrage, et ce sont ces points que nous allons décrire maintenant.

Techniques d'utilisation

Les points d'acupuncture sont connus en Chine depuis la plus haute antiquité et la plupart correspondent à nos organes. Ils sont traités par le médecin acupuncteur au moyen d'aiguilles plus ou moins longues.

Mais il existe des points qui correspondent à des régions du corps, et à des régions du corps précises. En les piquant, on traite la région correspondante.

Comment opérer en pratique ?

• Il faut d'abord **repérer** le (ou les) point(s) avec soin : celui-ci n'occupe qu'un tout petit espace : un demi-millimètre carré environ.

Les schémas et les explications ci-après vous permettront, nous l'espérons, de le situer aisément.

D'ailleurs, une fois repéré, vous ne risquez pas de le manquer car il est **douloureux** et présente une sensibilité plus grande à cet endroit.

• Il faut ensuite le **stimuler.** Bien sûr, l'acupuncteur plante là son aiguille. Mais on peut faire presque aussi bien en **massant** le point :

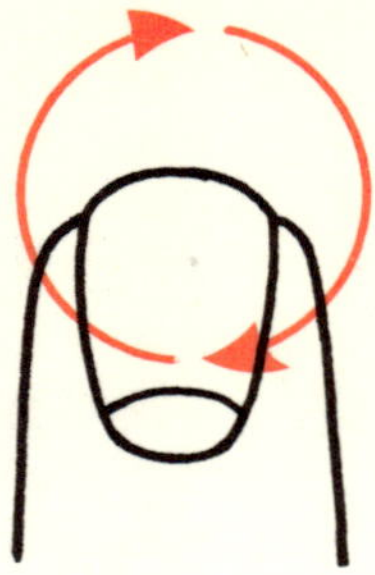

Vous placez l'extrémité de votre doigt (pouce, index ou majeur) sur le point choisi et vous appuyez assez fortement en donnant de petites oscillations à votre doigt (ou en exerçant un petit massage) en réalisant une rotation dans le sens des aiguilles d'une montre.

Pour être encore plus précis, on peut utiliser un objet métallique : pointe de stylo, stylet, etc.

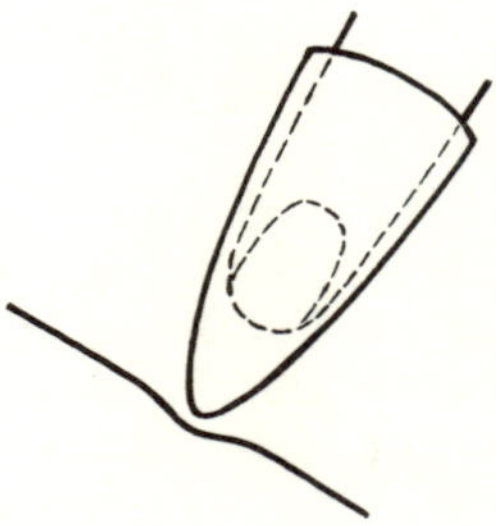

On a même fabriqué une sorte de petit dé à coudre qu'on enfile sur le doigt. Ce dé possède une extrémité effilée qui recouvre juste le point, sans le déborder.

Ce petit engin peut simplifier votre travail.

On peut aussi chauffer le point de diverses manières. Là encore, il existe de petits appareils pratiques.

Mais le plus simple reste le massage. Et si vous le voulez bien, vous allez faire maintenant vos « premières armes ».

Passons donc en revue un certain nombre de nos malaises, et les petits points qui les soulagent.

Les maladies

Vous avez... de l'aérophagie

Si tout le monde, pour l'avoir désagréablement éprouvée, sait ce qu'est l'aérophagie, la définition médicale en est bien plus difficile. On a cru longtemps que l'aérophagie était liée à un gonflement excessif de la poche à air de l'estomac. En réalité, on s'aperçoit aujourd'hui que l'air avalé ne franchit pas l'entrée de l'estomac mais s'arrête au bas de l'œsophage qui le reçoit et le rejette. Il s'agit d'un véritable tic ; on comprend donc que les facteurs nerveux soient essentiels dans son déclenchement.

Mais l'aérophagie peut être aussi la marque d'un trouble digestif sérieux : ulcères de l'estomac, calculs de la vésicule biliaire, etc.

Et, à son tour, l'aérophagie peut déclencher des douleurs à distance, etc., en particulier des douleurs qui ressemblent de très près à l'angine de poitrine.

Pour toutes ces raisons, il ne faut pas négliger le symptôme « aérophagie » et il est prudent de soumettre son analyse à un médecin qui saura en déterminer les causes et les effets.

Mais en attendant, il faut se soulager.

Pour l'aérophagie, et le ballonnement abdominal en général, deux points sont particulièrement intéressants : l'un sur le pied, l'autre sur l'avant-bras.

Regardons d'abord le premier.

Sur le bord intérieur du pied, on sent la saillie de la base du gros orteil : on place son petit doigt sur cette saillie ; les quatre doigts de la main viennent se placer les uns à côté des autres comme ci-dessous. L'index, à son extrémité, vient indiquer la situation du point, au contact avec le rebord de l'os.

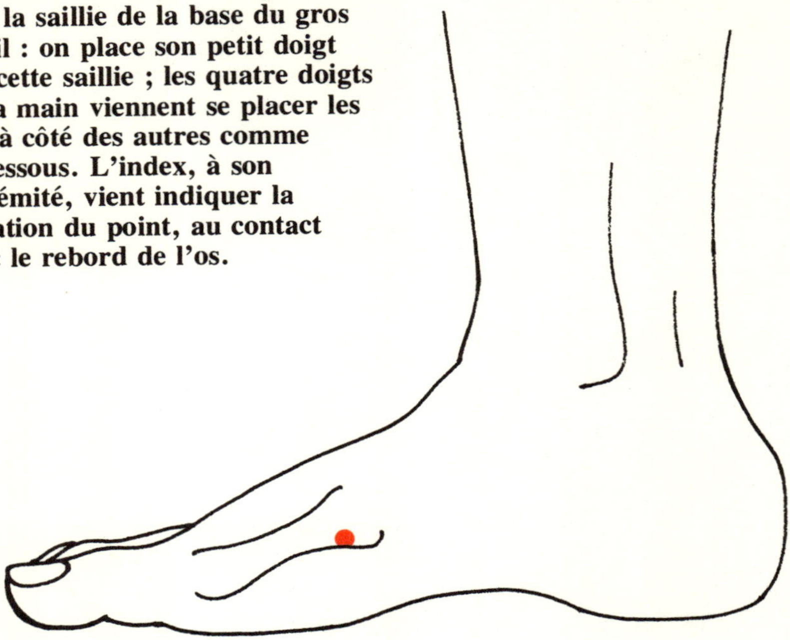

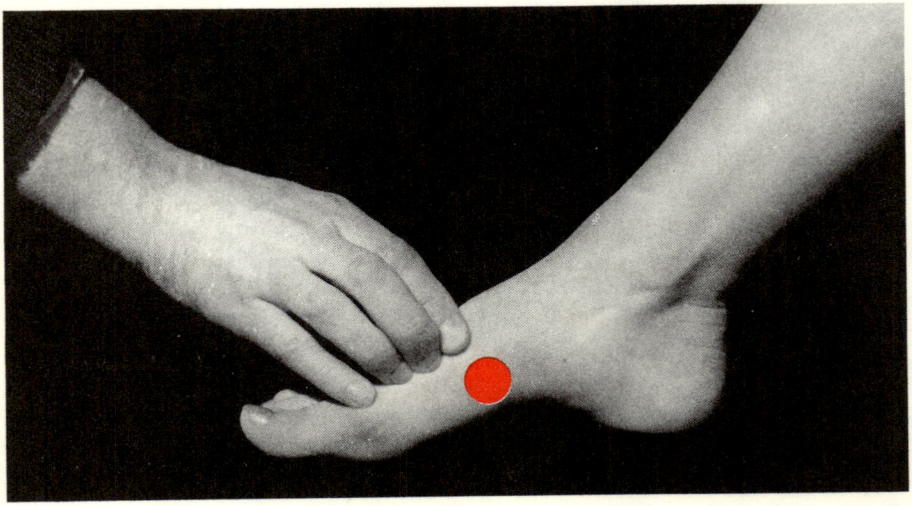

On trouve le deuxième point sur le bord extérieur de l'avant-bras par la manœuvre suivante :

Le bras étant à moitié plié, le point est situé sur le bord supérieur à mi-chemin entre le coude et le poignet, marqué par les plis de flexion de ces deux régions.

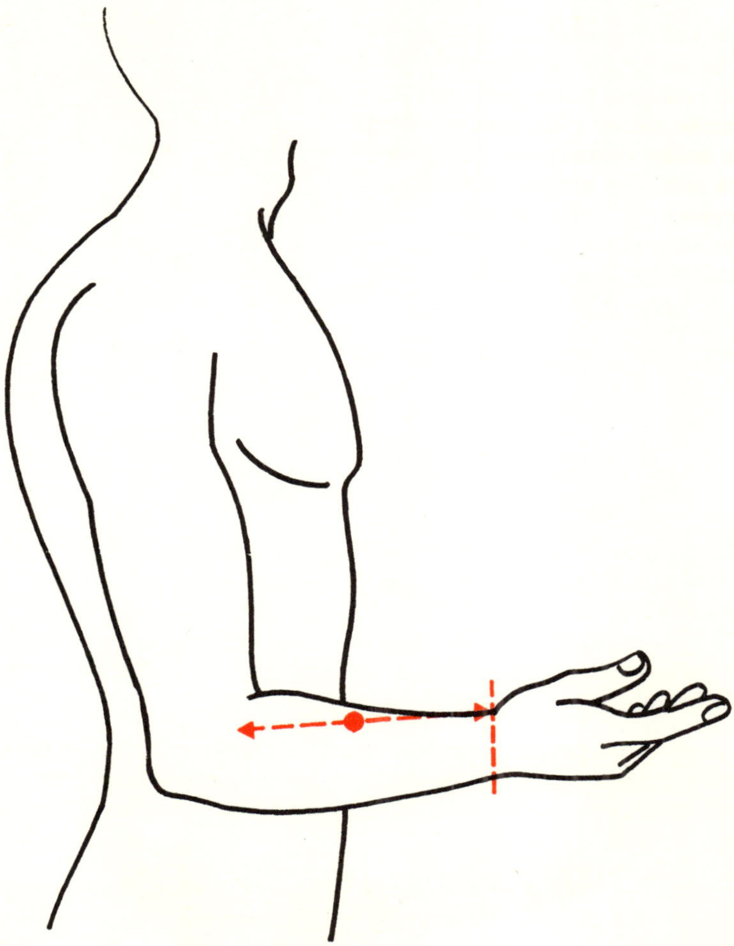

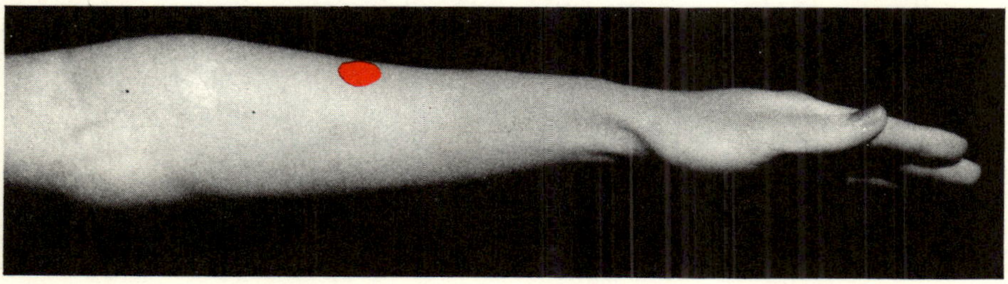

Vous avez... une douleur de l'anus

Penser douleur de l'anus, c'est presque toujours penser hémorroïdes. Effectivement, cette maladie bénigne mais inconfortable est l'affection la plus fréquemment rencontrée à ce niveau. Mais on peut avoir mal à l'anus pour bien d'autres raisons, d'ailleurs connues : fissure anale, brûlure et démangeaison de l'eczéma, élancement de l'abcès, par exemple.

Le nombre de gens qui souffrent de l'anus est considérable, et il est peu de localisations qui engendrent une telle mauvaise humeur, tant du fait de la douleur que des troubles de fonctionnement physiologique qu'elle entraîne.

Pour en revenir à la cause la plus fréquente, les hémorroïdes, il s'agit tout simplement de varices des veines de l'anus, et bien souvent l'origine en est la constipation. Des selles trop rares, trop sèches, trop grosses déchirent en quelque sorte ces veines, créent des dilatations ou une coagulation de petits caillots à l'intérieur.

Ainsi dilatées, ces veines, à leur tour, rétrécissent et contractent l'anus, rendant encore plus difficile la selle suivante. Un cercle vicieux est ainsi créé, où la douleur ajoute son rôle en déclenchant un spasme des muscles anaux.

Il est donc important de rompre au plus vite ce cercle vicieux, et un point d'acupuncture est particulièrement actif.

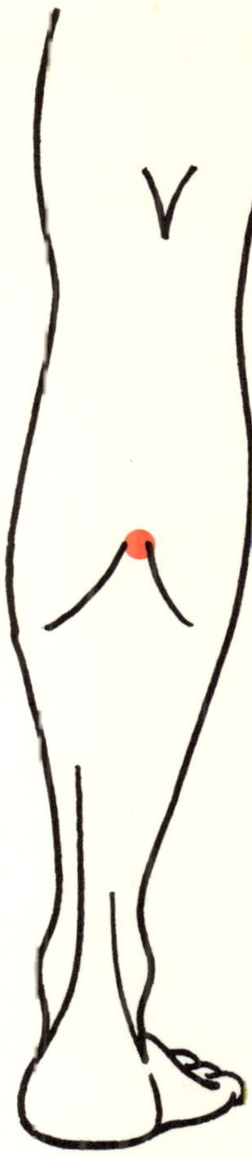

Ce point est situé sur le mollet, en arrière de celui-ci, à peu près à mi-hauteur de jambe, juste au milieu du renflement des deux muscles qu'on appelle les jumeaux.

Ce point a d'autres indications, mais il est particulièrement actif dans les douleurs de l'anus. Il demande à être massé bilatéralement et profondément, avec les deux pouces par exemple.

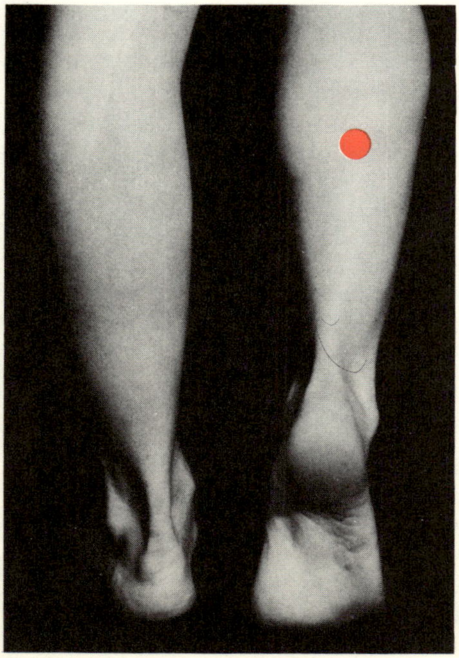

Vous êtes... aphone

Vous aviez un petit rhume sans importance. Et voilà que, tout doucement, votre voix s'est cassée, a changé de timbre, et a tout simplement disparu... Ou bien encore, vous avez fait des excès vocaux pendant une soirée de chahut, ou plus noblement au cours d'un discours que vous avez prononcé ; et maintenant, vous êtes aphone.

Ce qui n'est qu'un inconvénient dans la vie quotidienne devient vite un désastre chez les professionnels de la voix ; le chanteur perd ses cachets, l'homme politique ses électeurs, le professeur ne peut plus se faire entendre de ses élèves. On voit comment une infirmité aussi bénigne peut avoir un retentissement social et professionnel.

A quoi est dû ce curieux évanouissement du son ? Eh bien, notre larynx, l'organe qui nous donne la voix, porte un système de clapets, « d'anches » dirait-on en termes techniques : les cordes vocales. Leur ajustage fait vibrer la colonne d'air qui les traverse en la modulant constamment pour réaliser les sons qui sortent de notre bouche.

Deux accidents peuvent se produire au niveau de ces cordes : ou bien elles sont inertes, les nerfs ne les commandent plus ; c'est la paralysie laryngée, très grave, puisqu'il y a à la base une affection sévère que l'oto-rhino va dépister, et qui est généralement irréversible ; ou bien - et c'est heureusement le plus fréquent - il y a en quelque sorte excès ; l'infection, l'inflammation ont gonflé les cordes vocales et elles ne jouent pas leur rôle. C'est dans ce cas que l'acupuncture va être recommandée pour les décongestionner et permettre à leur infortuné porteur de chanter à nouveau ou de prononcer son discours.

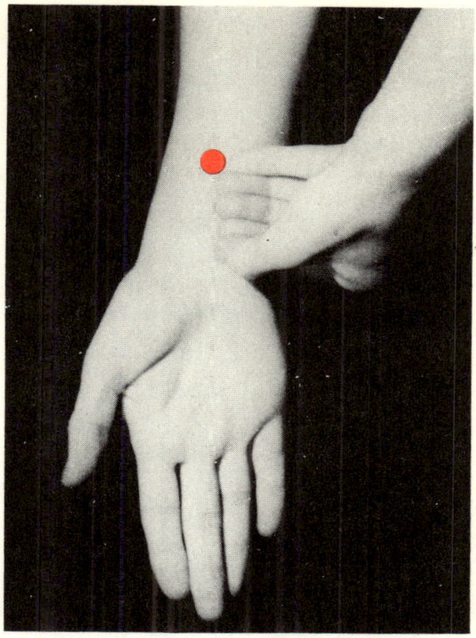

Il est deux points particulièrement intéressants : le premier est situé au-dessus du poignet, à une main au-dessus du pli inférieur du poignet, sur la ligne médiane de celui-ci.

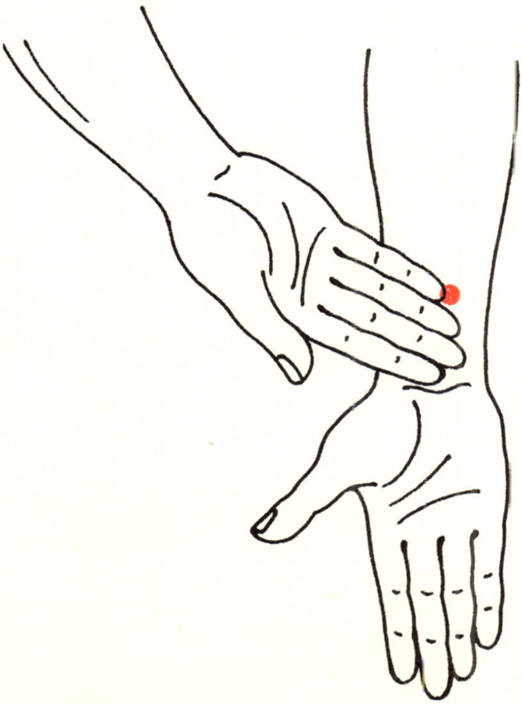

Le second est situé de part et d'autre du larynx, à l'extrémité du petit os qui soutient notre organe et que l'on peut masser avec le pouce et l'index de la même main.

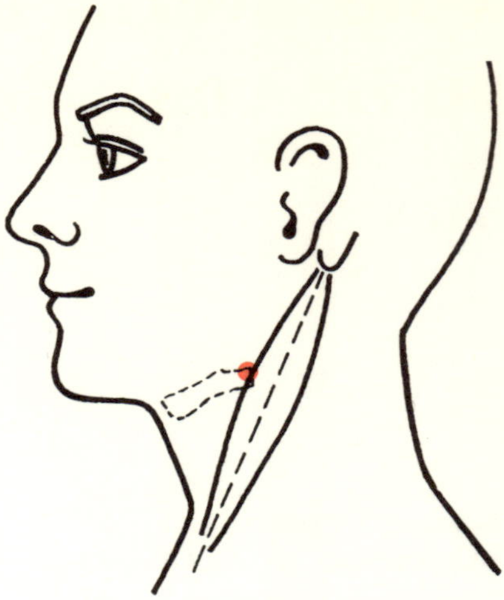

On voit bien le point laryngé qui est situé au bout du petit os qui soutient le larynx sur le bord avant du gros muscle du cou.

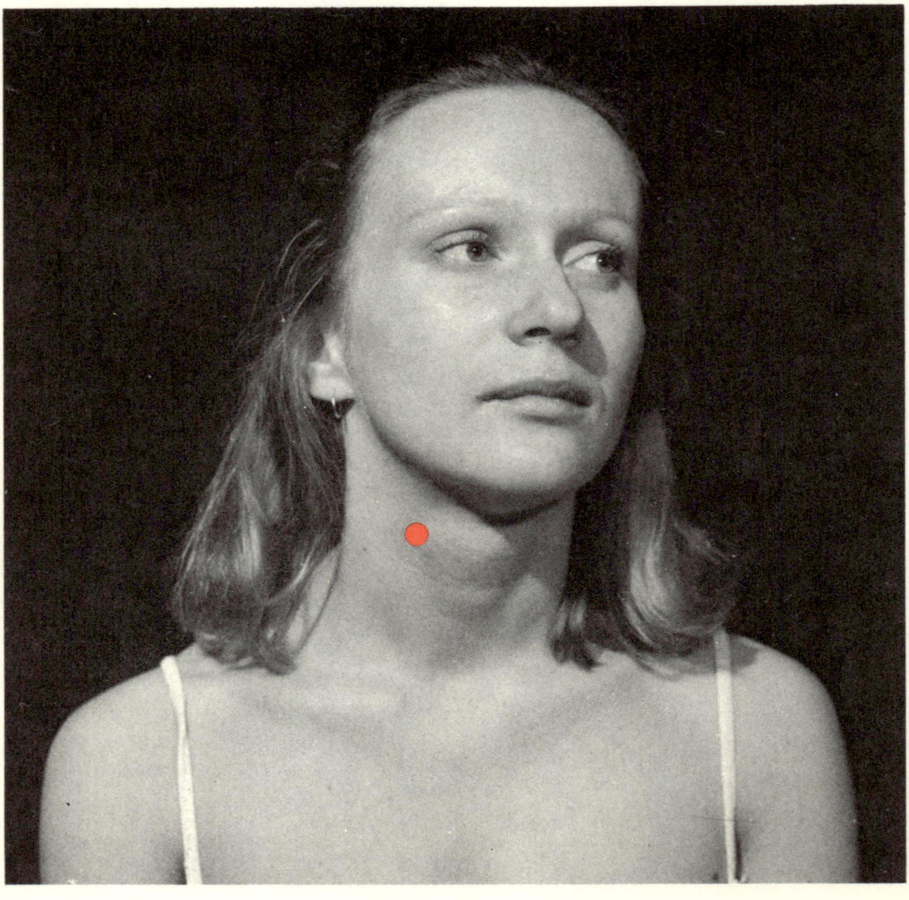

Vous avez... une brûlure ou un coup de soleil

C'est un peu la même chose car le coup de soleil n'est pas autre chose qu'une brûlure au premier degré.

On sait, en effet, que les brûlures sont classées en degrés : le premier degré est représenté par la rougeur de la peau exposée ; le deuxième degré est marqué par les cloques, ce qu'on appelle en termes médicaux les phlyctènes ; le troisième degré est l'escarre, la cicatrice noirâtre non douloureuse, mais qui a carbonisé les plans profonds. On distingue, de même, un 4e, un 5e degré selon que le muscle ou l'os est atteint.

Seules, bien entendu, les brûlures bénignes, comme les coups de soleil, sont du ressort de l'acupuncture. Encore faut-il tenir compte de l'étendue de celles-ci car quelques bulles limitées seront moins dangereuses pour l'individu qu'un coup de soleil, même du premier degré, généralisé.

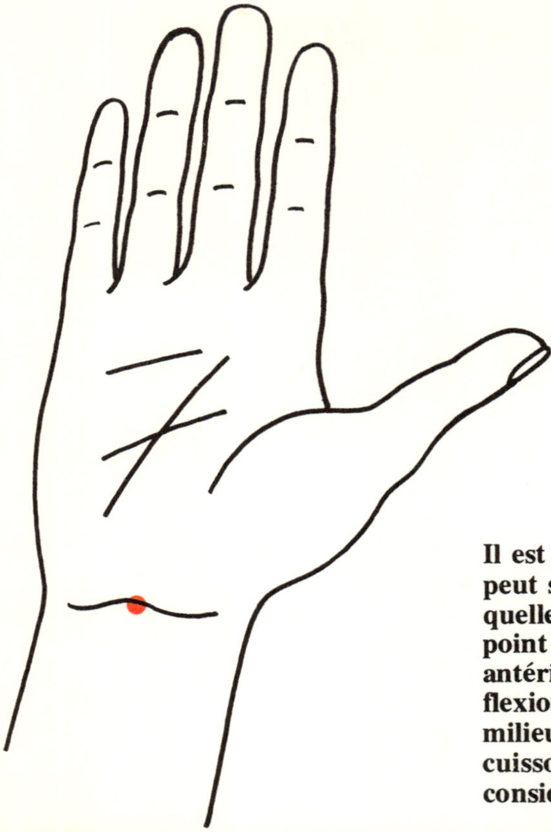

Il est un point qui peut soulager la brûlure quelle qu'en soit l'origine. Ce point est situé sur la face antérieure du poignet, au pli de flexion de celui-ci et juste en son milieu. Massez-le fortement et la cuisson de la brûlure diminuera considérablement.

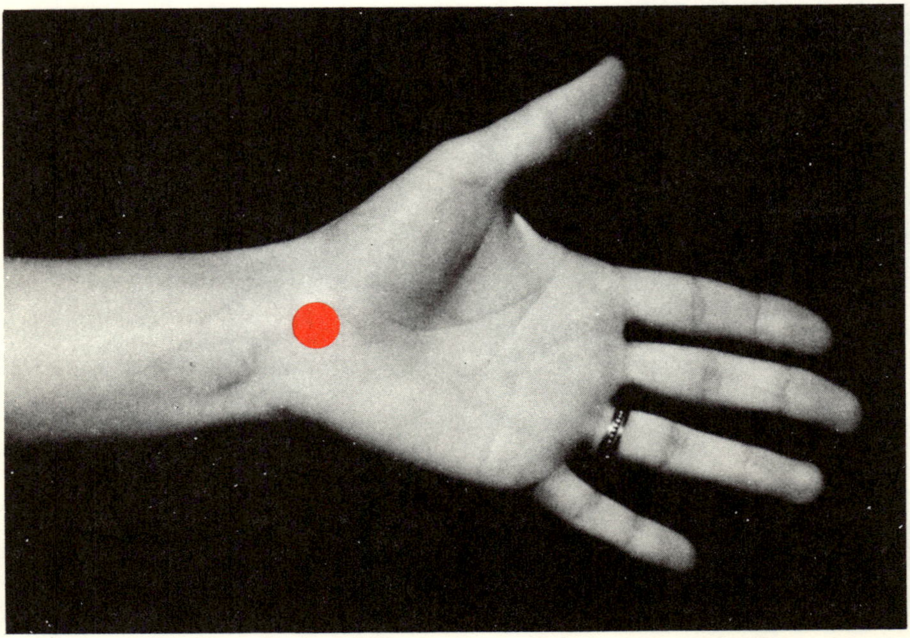

Vous vous êtes... tordu la cheville

...A la suite d'un faux mouvement, par exemple : vous avez manqué une marche d'escalier, ou encore vous avez heurté le bord du trottoir.

Attention, attention, il peut y avoir une fracture, et seul votre médecin peut le confirmer par une radio.

Mais, en attendant, cela enfle et cela fait mal !... Alors, vous allez masser très fort le point situé sur la pointe de l'os de la cheville, en dedans ou en dehors selon la localisation de l'enflure, évidemment des deux côtés si les deux côtés font mal.

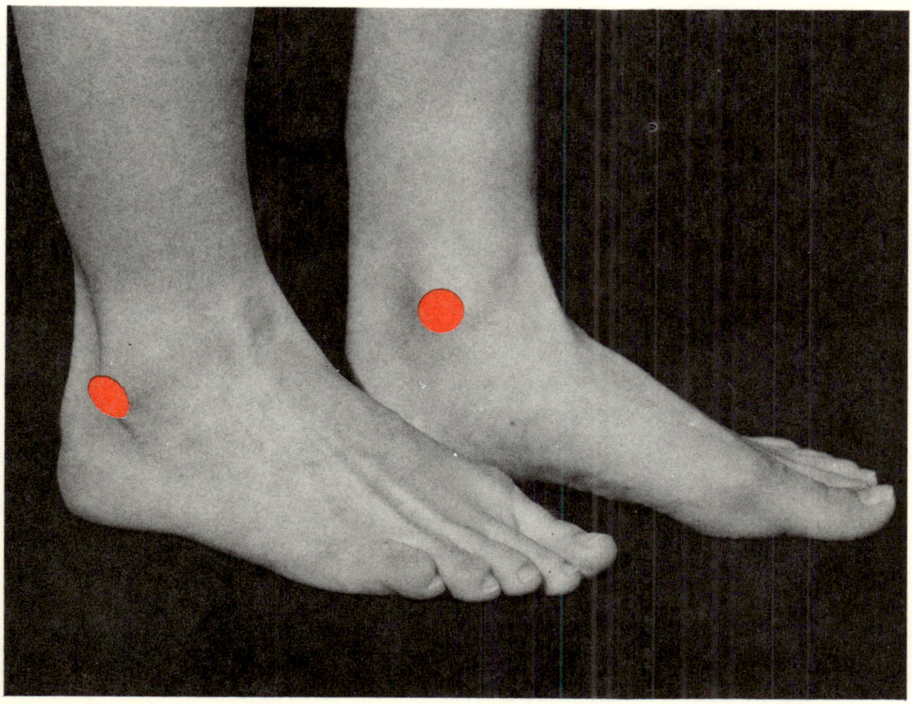

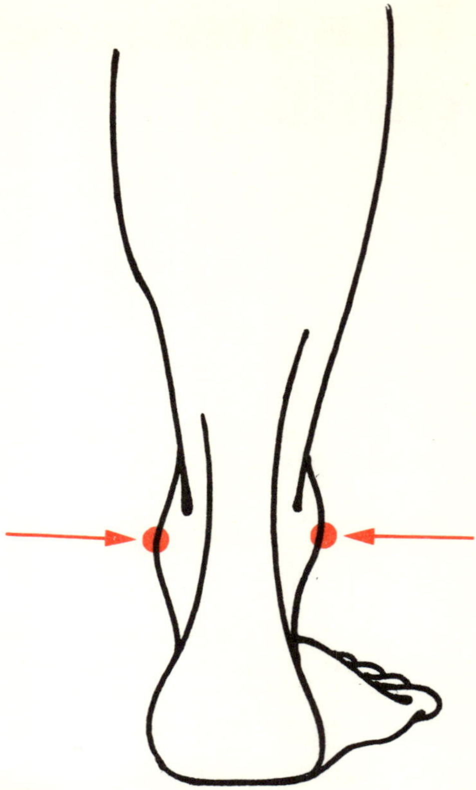

La douleur, et même en partie l'enflure, vont s'atténuer, vous permettant souvent de remarcher. Attention, faites un massage appuyé, le doigt bien perpendiculaire à la peau, de façon à ne rien déplacer, ce qui pourrait être désastreux en cas de fracture, même partielle. Et allez donc vite voir votre médecin...

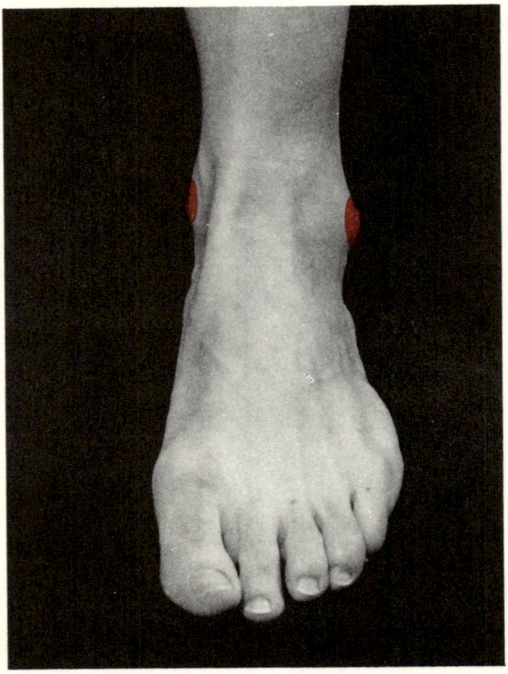

Là encore, la stimulation du point peut accompagner des mouvements actifs, au cours ou après les séances de kinésithérapie.

Pas besoin, d'ailleurs, d'instruments compliqués. On peut trouver à la maison tous les moyens de faire travailler son coude : une simple clef, un verrou, un tournevis peuvent suffir :

Multipliez ces petits mouvements en massant très fort votre point.

Vous abrégerez vos souffrances et votre gêne.

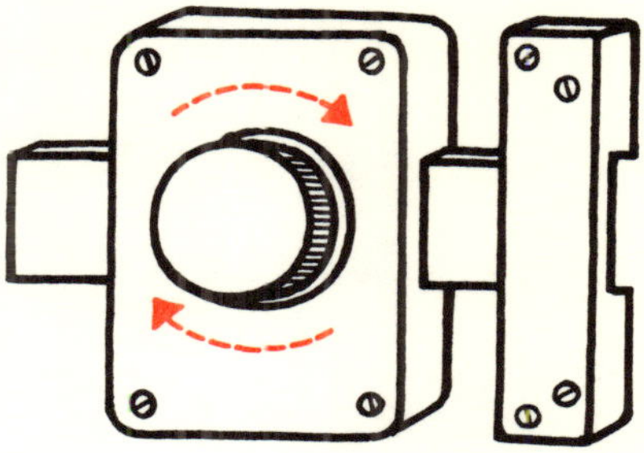

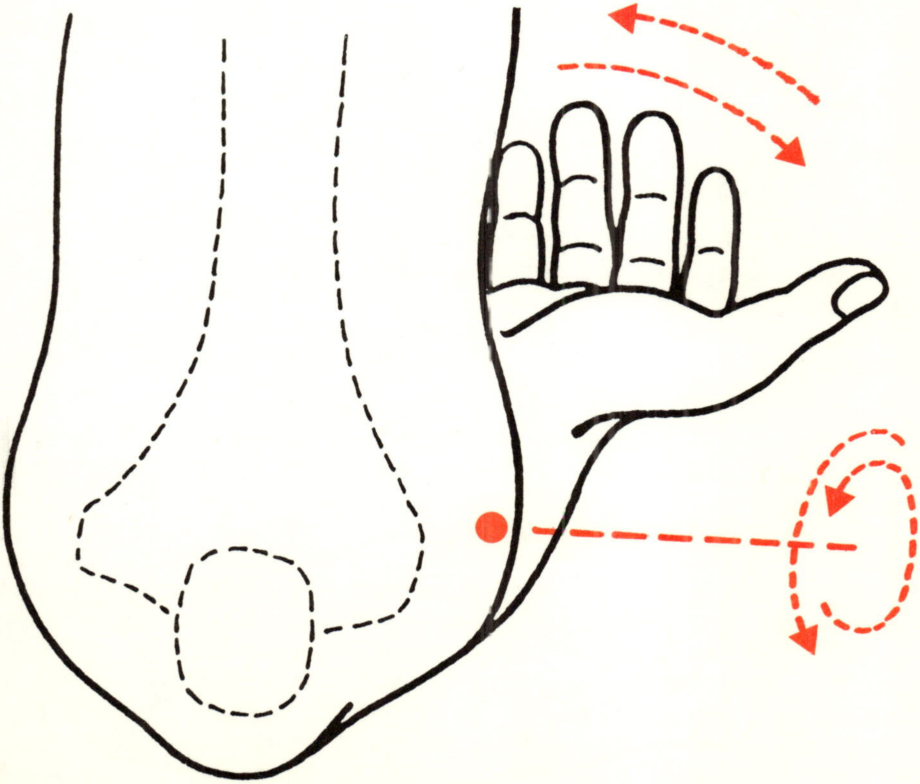

Vous avez... reçu un coup

Vous allez penser que voilà une bien curieuse manière d'utiliser l'acupuncture. Lorsqu'on a reçu un coup, ou en termes plus scientifiques, un traumatisme, il faut se contenter d'appliquer des soins locaux à la région traumatisée sous forme d'onguents, de crèmes, de pommades ou encore d'absorber des calmants du genre de la bonne vieille aspirine ou de l'un de ses multiples dérivés.

Sur ce sujet précis, on voit combien la pensée médicale chinoise diffère de la pensée occidentale : en Occident, le choc est purement et simplement interprété comme la cause évidente de la plaie, de l'hématome, voire de la fracture, ce qui paraît tomber sous le sens. Pour les Chinois, au contraire, ce même choc perturbe l'énergie de défense qui recouvre tout notre corps comme une deuxième peau tout en s'écoulant par prédilection le long de certains itinéraires, de certaines vallées privilégiées. On constate alors que, dans ces conditions, un point situé sur l'un de ces itinéraires peut entraîner une amélioration à distance au niveau du traumatisme. Notons, toutefois, qu'aussi bien dans la conception chinoise que dans la conception occidentale, on entend par « coup » le traumatisme moral comme le traumatisme physique ; le choc comme la mauvaise nouvelle ou le deuil.

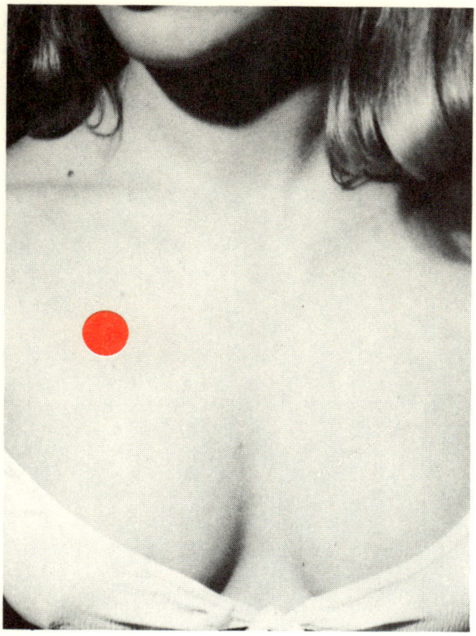

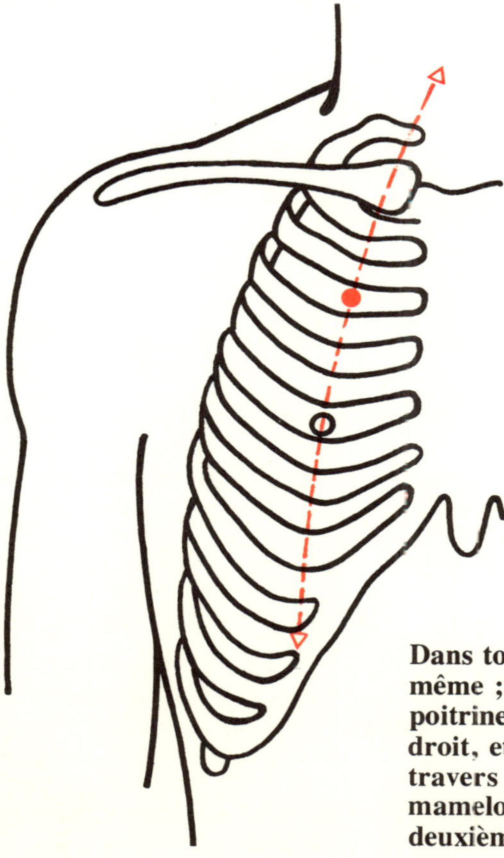

Dans tous ces cas, le point est le même ; il est situé sur la poitrine, et uniquement du côté droit, et il est placé à quatre travers de doigt au-dessus du mamelon, exactement dans le deuxième espace intercostal.

Vous avez... des crampes dans les jambes

Vous êtes réveillé la nuit, par exemple, par cette douloureuse torsion des muscles que nous connaissons tous.

A la base des crampes, il y deux grandes variétés de causes : les unes sont liées aux vaisseaux sanguins, elles sont vasculaires ; et les autres sont liées au mauvais fonctionnement de nos muscles et sont musculaires.

Parmi les crampes vasculaires, il nous faut signaler celles qui succèdent fréquemment aux varices, aux phlébites, à tous les accidents veineux des membres inférieurs qui peuvent nous affecter tous, et particulièrement les sujets de sexe féminin.

Les crampes musculaires peuvent survenir à la suite d'excès d'efforts physiques tels que, par exemple, chez les coureurs à pied ou les coureurs cyclistes.

Quoi qu'il en soit, il existe un point bilatéral fort intéressant pour soulager rapidement ces crampes.

Ce point est situé dans le mollet, en plein milieu, à égale distance dans le sens horizontal des deux bords de la jambe et, dans le sens vertical, à mi-chemin entre le pli du genou en haut et le relief du talon en bas.

Il est plus exactement dans le creux qui sépare ces deux grosses masses de chair, si semblables qu'on les appelle les « jumeaux », que l'on contracte quand on se lève sur la pointe des pieds, et qui se contractent bien tout seuls quand on a une crampe.

Attention, c'est un point profond et qui obtient les meilleurs résultats lorsqu'on masse très fort.

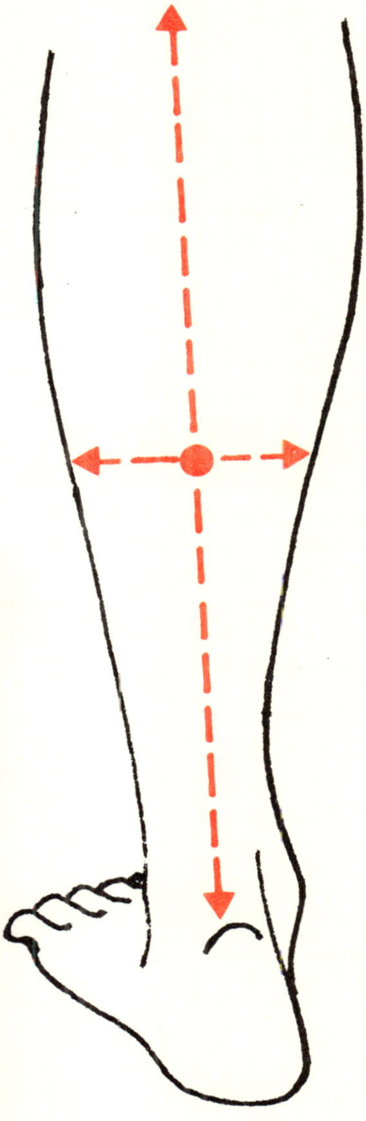

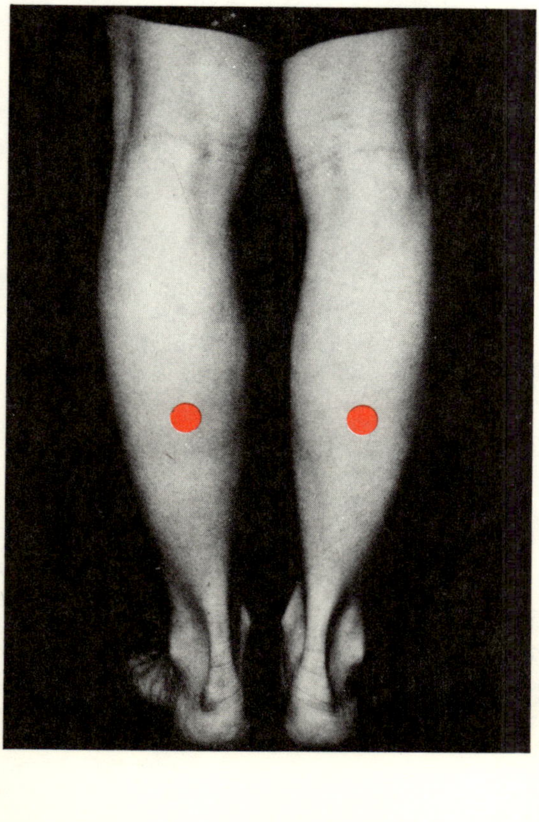

Vous avez... mal aux dents

Ils n'en mourraient pas tous, mais tous étaient frappés..., pourrait-on dire — pastichant La Fontaine — de ce mal que tout le monde a, peu ou prou, connu.

Aussi est-il particulièrement précieux de trouver un point très actif, et ce point est, en plus, très accessible.

Ce point est, en effet, situé sur le côté de l'index qui regarde le pouce. Pour le trouver, c'est bien simple : vous tirez une ligne le long de la base de l'ongle ; vous en tirez une deuxième le long du bord de l'ongle qui regarde le pouce. Ces deux lignes se rejoignent en formant un angle droit, et le sommet de cet angle, c'est votre point. Vous prenez, pour ce faire, l'index du côté de la dent malade.

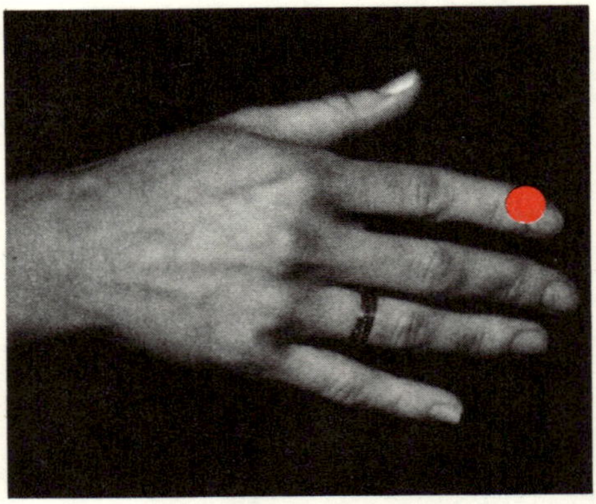

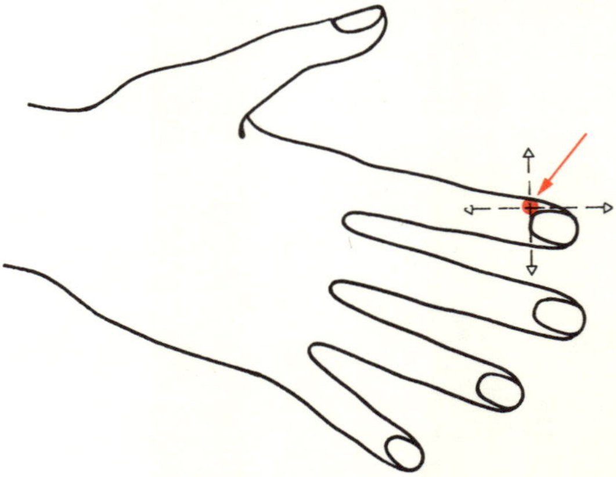

Bien entendu, ce point ne vous guérira pas d'une carie ou d'un abcès dentaire ; mais il vous permettra d'attendre le rendez-vous de votre dentiste sans souffrir, et même, chez lui, avec son accord, vous permettra de subir ses soins sans anesthésie. En tout cas, c'est une chose qui peut être tentée.

Vous avez... de la dépression

La déprime... L'entendons-nous assez ce mot de nos jours ! Il dit bien ce qu'il veut dire : subitement, en quelques jours, en quelques semaines, un sujet plein d'allant jusque-là perd tout intérêt pour tout ce qui fait son existence : le travail l'ennuie, sa famille le fatigue, les distractions lui paraissent sans intérêt. Puis survient tout un cortège de maux physiques : impression d'étouffement, sensation de boule dans la gorge, frissons alternant avec des suées, etc., etc. Et comme il s'agit généralement d'un individu consciencieux, son état d'incapacité le désole ; il se rebelle, il pleure, il se révolte contre son entourage et cette alternance de phases d'excitation et de désespoir caractérise la dépression. Petit à petit, une fatigue intense au moindre effort physique ou intellectuel s'installe. La seule idée d'une démarche, d'un travail, d'une sortie l'épouvante ; la mémoire s'en va et la vie familiale, sociale, professionnelle s'altère.

Il y a, bien sûr, de nombreuses causes physiques et psychologiques à la base de cette dépression ; mais ce sont surtout les conséquences éprouvantes de l'existence actuelle, les chocs, les « stress », conséquences qui nous assaillent tous : pollution de l'air et des aliments qui oblige notre corps à s'user en luttes continuelles contre les envahisseurs toxiques ou microbiens, moyens de transport longs et épuisants, fatigue extrême du travail constamment haché ou interrompu par le téléphone, les visites, etc., ce qu'on appelle le « travail en miettes ».

Certes, la tentation est grande de prendre des produits chimiques : les tranquillisants ; mais les tranquillisants absorbés régulièrement épuisent vite leur action ; alors on augmente les doses, on en ajoute un autre et les réflexes s'émoussent, la pensée se dégrade, le malade se retranche de plus en plus d'un monde qui ne lui est qu'hostilité.

On comprend que dans une affection aussi complexe, qui met en jeu l'individu tout entier, il n'y a pas de point magique mais toute une série de zones qui contribuent à apporter l'apaisement.

Comment les utiliser ?

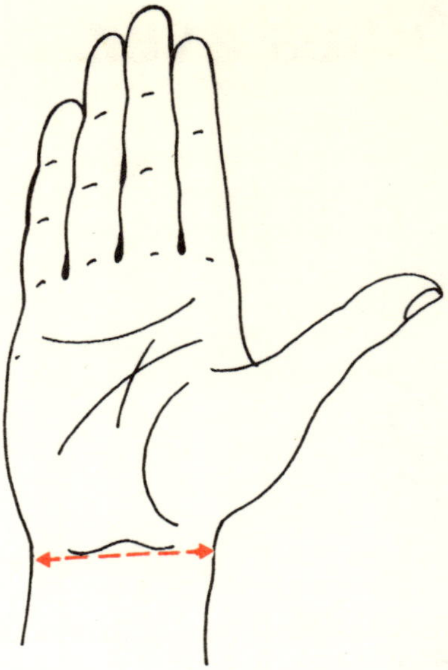

Allongez-vous confortablement et massez d'abord les plis du poignet, les plis inférieurs du poignet, ceux qui sont situés le plus près de la paume de la main, avec le pouce de la main opposée, dans un sens et puis dans l'autre ; et puis massez-vous le creux de l'estomac, entre le nombril et le bas des côtes en restant bien sur la ligne médiane.

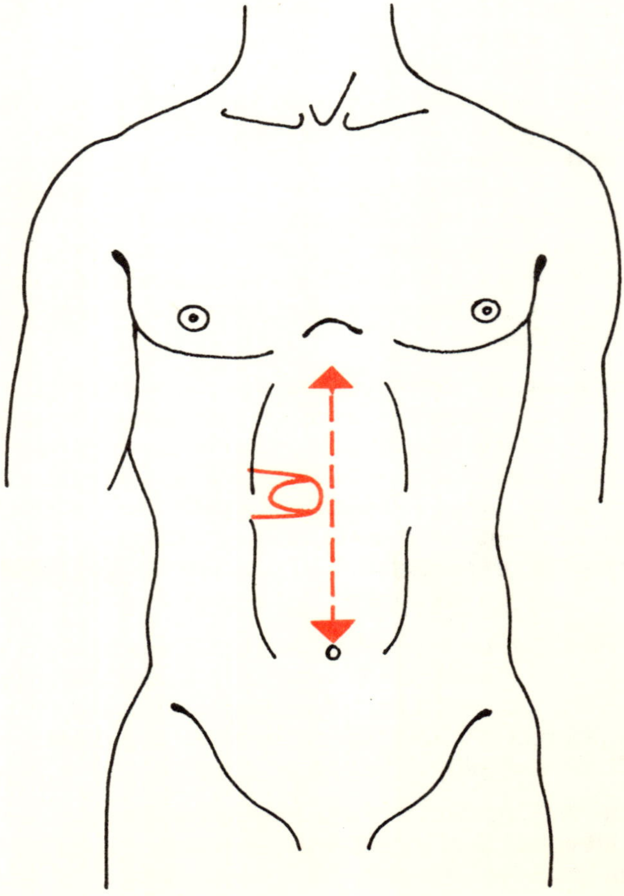

Enfin, et pour terminer la séance, repérez le point situé le plus haut sur le crâne, tout à fait au sommet de celui-ci, et massez-le énergiquement en faisant des petits mouvements circulaires tout autour de lui. (Si l'on préfère, le point peut être repéré ainsi : il est situé sur une ligne unissant le haut des pavillons des deux oreilles.)

Vous faites tout ceci à plusieurs reprises. Vous renouvelez ces séquences, et vous éprouvez une sensation d'apaisement qui vous envahit et qui vous permettra de mieux résister à la déprime.

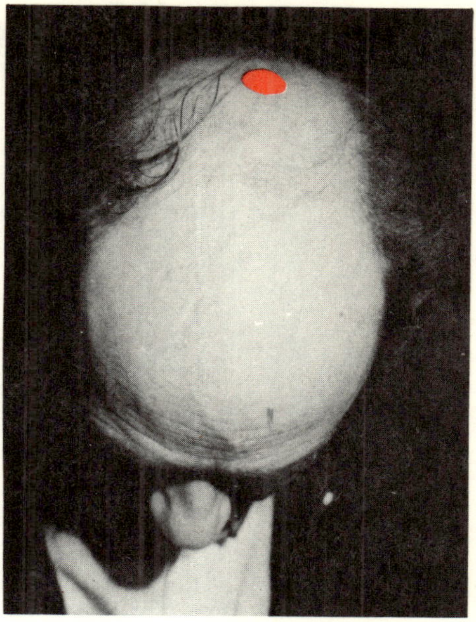

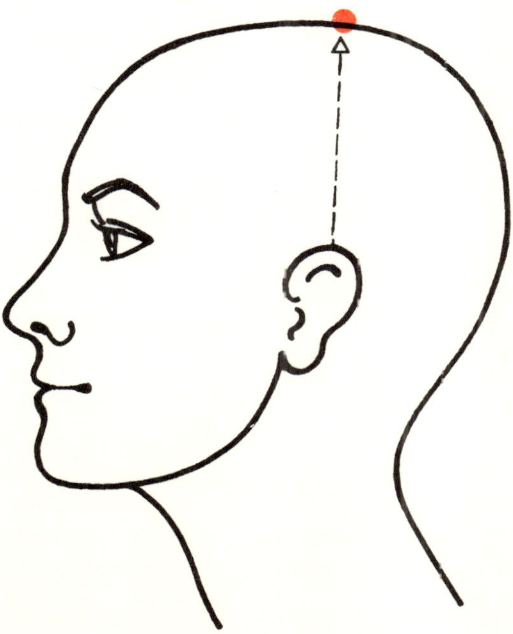

Vous avez... une diarrhée

Symptôme désagréable s'il en est, la diarrhée peut signifier une affection fort grave.

Fort grave d'abord par ses conséquences : par la perte souvent énorme de liquide et d'éléments minéraux, la diarrhée peut mettre l'organisme en péril.

Fort grave aussi par ses origines : si ce n'est qu'un incident lorsqu'il s'agit d'une mauvaise digestion ou d'une infection passagère, il en va tout autrement lorsque la cause est une malabsorption ou un agent particulièrement virulent comme l'amibe dysentérique ou la maladie qui a fait récemment sa réapparition, alors qu'on la croyait dans les oubliettes de l'histoire : le choléra.

Vous n'aurez pas — je l'espère bien — à traiter sur vous-même ou sur les vôtres de cas de choléra, et pourtant le point que nous allons signaler a été réalisé dans ce but.

Ceci montre la puissance incroyable de l'acupuncture.

De nombreuses statistiques nous parviennent de Chine qui démontrent que ce seul point — utilisé plusieurs fois par jour, et le plus près possible du début de l'infection — a guéri, sans aucun autre traitement associé, des choléras authentiques confirmés par la découverte du microbe dans les selles.

Eh bien, qui peut le plus peut le moins : dans la diarrhée saisonnière de nos climats, dans celle de votre bébé, vous pouvez toujours utiliser ce point :

Ce point, il faut le repérer soigneusement, de haut en bas et d'avant en arrière.

De haut en bas, il est situé à une main (cinq travers de doigt) au-dessous de la pointe de la rotule.

D'avant en arrière, il est à mi-chemin entre les crêtes des deux os, le tibia en avant, le péroné en arrière.

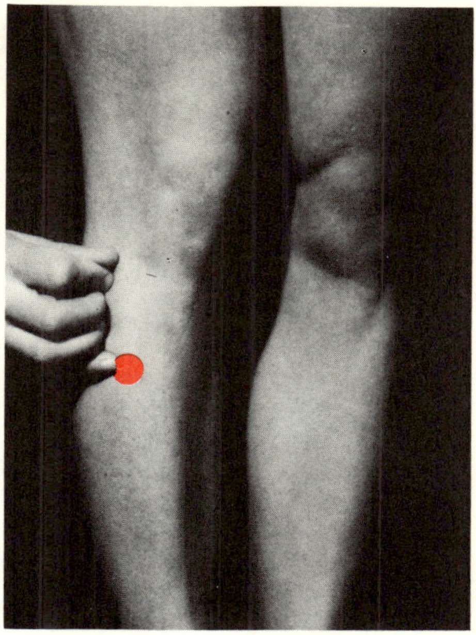

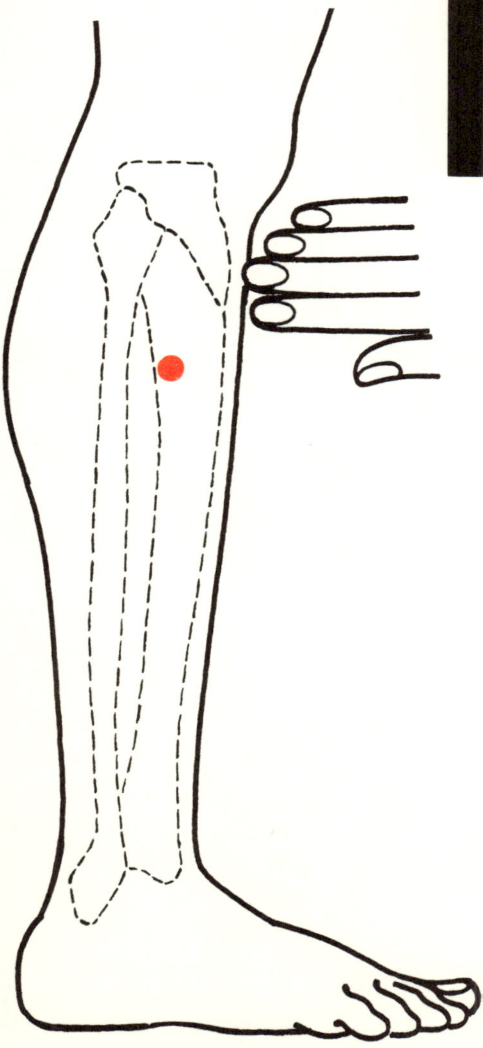

Vous avez... une douleur d'un ou de plusieurs doigts

Maintes choses peuvent arriver aux doigts.

Très exposés aux chocs et aux accidents consécutifs à des positions forcées qui entraînent des entorses de phalanges, ils peuvent être également très touchés par toutes les infections et les inflammations.

Tout le monde connaît les déformations douloureuses qui atteignent le pouce, en particulier au moment de la ménopause chez les femmes. Et puis aussi ce qu'on appelle les déformations en « coup de vent » des malades atteints d'arthrite infectieuse, dont voici un exemple :

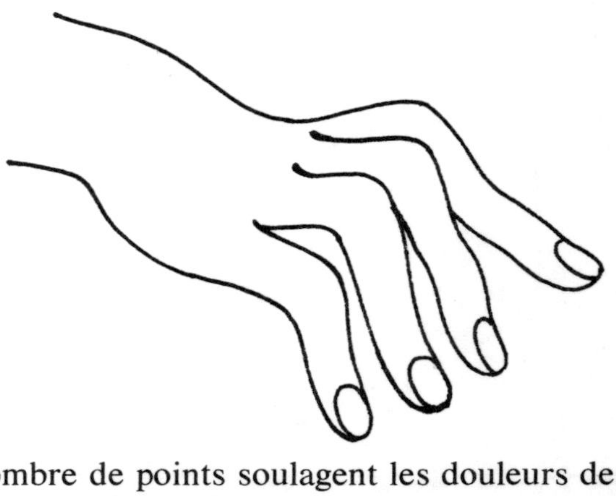

Un certain nombre de points soulagent les douleurs des doigts.

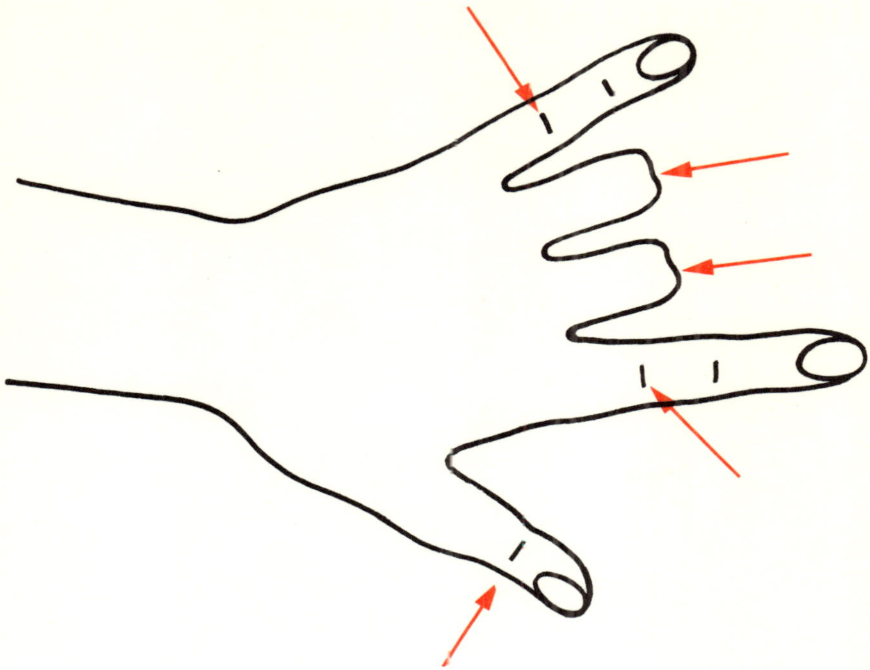

Ces points ont comme caractère commun d'être tous situés sur le dos des doigts — au niveau du pli fait par l'articulation de la première avec la deuxième phalange, que le doigt soit plié ou étendu :

On stimule ce point, bien entendu, sur le doigt malade.

Et si tous les doigts sont atteints ?

Alors la tradition chinoise nous enseigne un ordre précis :

d'abord l'annulaire

puis le pouce

le médius

l'index

enfin l'auriculaire.

Vous avez... des douleurs du dos

Dans nos civilisations où l'écriture tient une si grande place, qu'il s'agisse de l'écriture à la main ou de son substitut à la machine, le dos est un point d'élection pour les douleurs. Douleurs aiguës pour lesquelles on a inventé le nom de « dorsalgo » en imitation de celui de « lumbago », et qui surviennent lorsqu'on a levé brusquement un objet trop lourd, mais surtout douleurs chroniques qui, lancinantes, jour après jour, empoisonnent l'existence de la dactylo, du pianiste, de la mécanographe ou du dentiste. Ces douleurs sont provoquées par la persistance d'une attitude figée, à demi penchée et qui entraîne une contracture des muscles des gouttières vertébrales. Et puis aussi il faut citer les douleurs de la ménagère qui pratique tous les jours à la maison les mêmes actes : faire le lit, laver la vaisselle, passer l'aspirateur, etc.

Il n'est pas jusqu'à la vie psychique qui ne puisse mettre à mal la colonne vertébrale car c'est là le point d'application de la crainte et de l'angoisse. Ne fait-on pas le gros dos devant une algarade, un danger ? Les muscles du dos inscrivent en contractures les défenses de l'individu. Tout cela fait mal. Il est donc bon de connaître un point qui vous décontracte après l'effort et empêche la pérennité de la douleur.

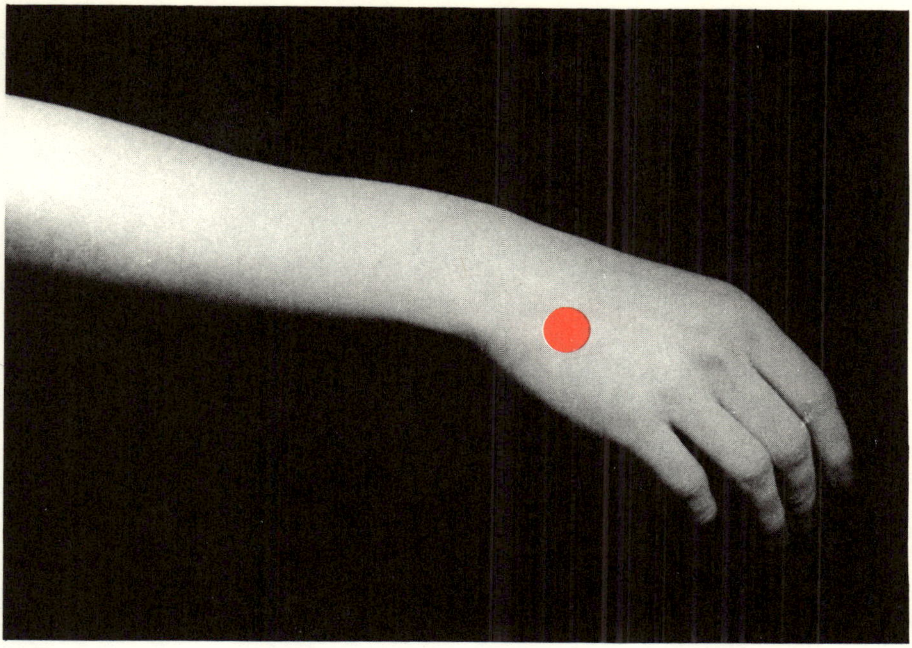

Ce point est situé sur le dos de la main, dans le prolongement de l'espace séparant le petit doigt de l'annulaire. En haut de cet espace, dans l'angle que forment les deux os quand ils se rejoignent, se trouve le point que nous allons masser.

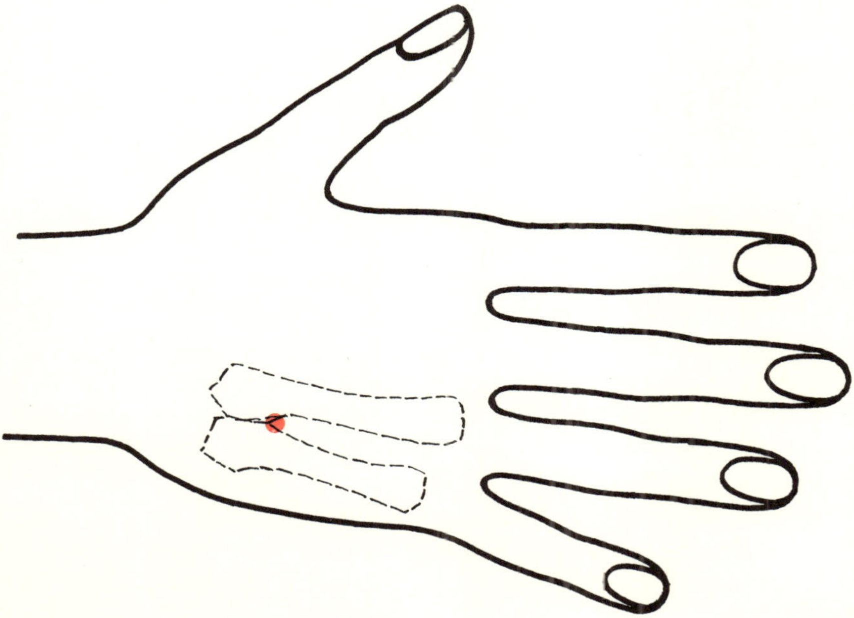

Vous avez... de l'enflure

C'est-à-dire, en termes scientifiques, des œdèmes.

Dans la grande majorité des cas, ce sont les membres inférieurs qui sont intéressés, et de nombreuses causes peuvent intervenir. Les unes sont générales ; on sait que les œdèmes des membres inférieurs sont alors dus à la défaillance de deux grands organes : le cœur et les reins. Il s'agit d'états complexes, tant par leurs causes que par leurs conséquences et qui sont du ressort du médecin.

Mais à côté de ces maladies, il y a aussi des raisons locales : ce sont les œdèmes causés par l'insuffisance veineuse chez les personnes, les femmes en particulier, qui ont des varices et ont eu souvent, en plus, une ou plusieurs phlébites.

Ce sont aussi les œdèmes lymphatiques, ceux-là davantage liés à la constitution de la malade. Il s'agit de ces femmes qui, dès l'adolescence, ont présenté des jambes en poteaux télégraphiques, et qui ne s'arrangent pas avec l'âge.

A un degré moindre, il y a les innombrables porteuses d'œdèmes malléolaires, c'est-à-dire d'un gonflement derrière les chevilles, surtout marqué en fin de journée chez les femmes qui ont beaucoup marché, et encore plus piétiné, comme le font les vendeuses, les commerçantes, etc.

Eh bien, à côté des grands moyens thérapeutiques, et puis aussi des bons conseils toujours utiles à donner comme : dormir ou se reposer les pieds surélevés, il est un point d'acupuncture qui renforce l'action de ces moyens.

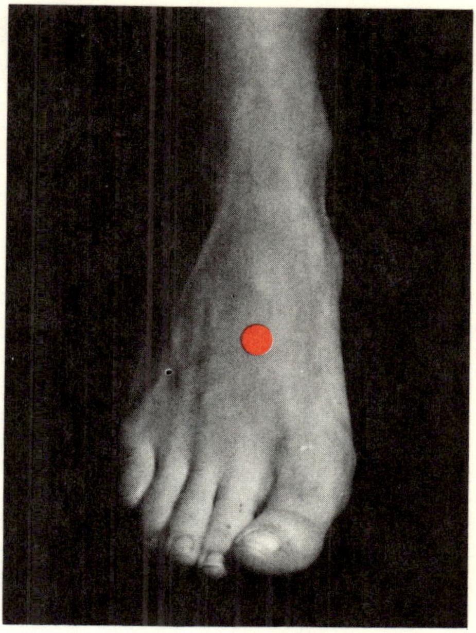

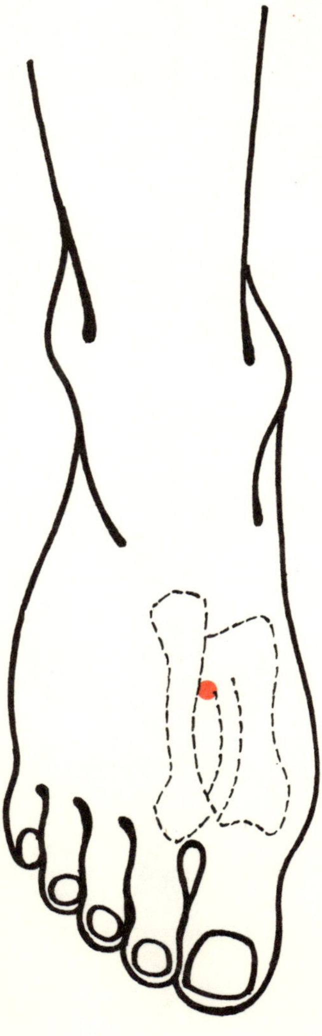

Ce point est situé sur les pieds. Il est dans le prolongement de l'espace qui sépare le gros orteil de son voisin ; on remonte le long de ce prolongement avec le doigt et, au niveau de la jonction des deux os, on trouve le point intéressé.

Vous avez... une douleur de l'épaule

L'épaule peut devenir douloureuse dans de nombreuses circonstances.

Il peut s'agir, bien sûr, d'un coup direct, entraînant une impotence passagère ou durable.

Mais aussi, et c'est le cas le plus fréquent, la douleur apparaît spontanément, plus ou moins vive, et s'accompagne d'une limitation des mouvements.

Au pire, nous avons une épaule « gelée » : tout mouvement est quasiment impossible ; le membre reste collé au corps et ne peut s'en détacher.

A un degré moindre, l'épaule peut se lever plus ou moins, mais le jeu des bras est limité en avant, en arrière ou sur le côté, rendant difficiles les gestes de la vie courante : accrocher un soutien-gorge, enfiler une veste ou un chemisier...

Cet état peut durer, de quelques jours à plusieurs mois ou années.

Il s'agit, à ce moment-là, d'une véritable infirmité. Chose curieuse, à la base de ces malheurs, l'articulation de l'épaule n'est que bien rarement responsable. Mais, par contre, c'est tout l'ensemble des muscles, des tendons, des nerfs qui entourent la jointure elle-même qui sont atteints, enflammés, bloqués.

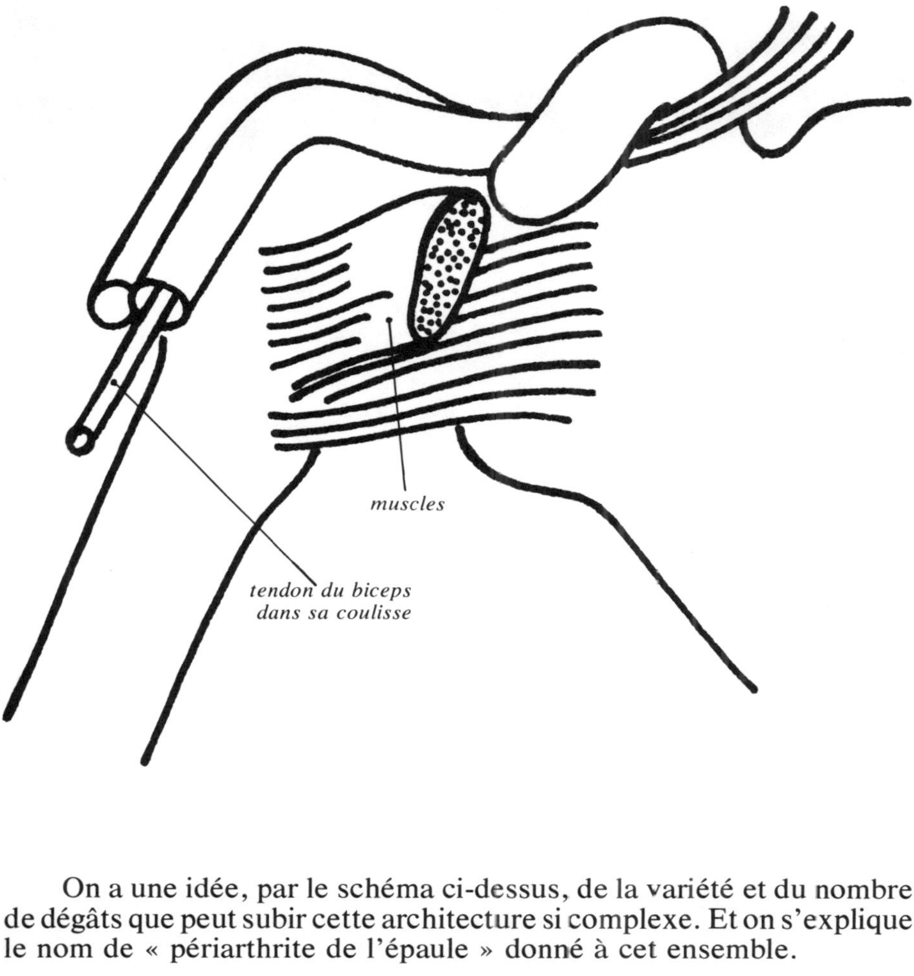

On a une idée, par le schéma ci-dessus, de la variété et du nombre de dégâts que peut subir cette architecture si complexe. Et on s'explique le nom de « périarthrite de l'épaule » donné à cet ensemble.

On s'explique aussi que le traitement soit pour la médecine un problème épineux qui met en jeu tous les calmants par voie générale ou par voie locale : infiltrations de cortisone dans l'épaule, et puis aussi toutes les ressources de la kinésithérapie active et passive, en piscine ou non.

Mais voici que, là aussi, un petit point peut entraîner un appréciable soulagement, pour soulager la douleur ou abréger son évolution :

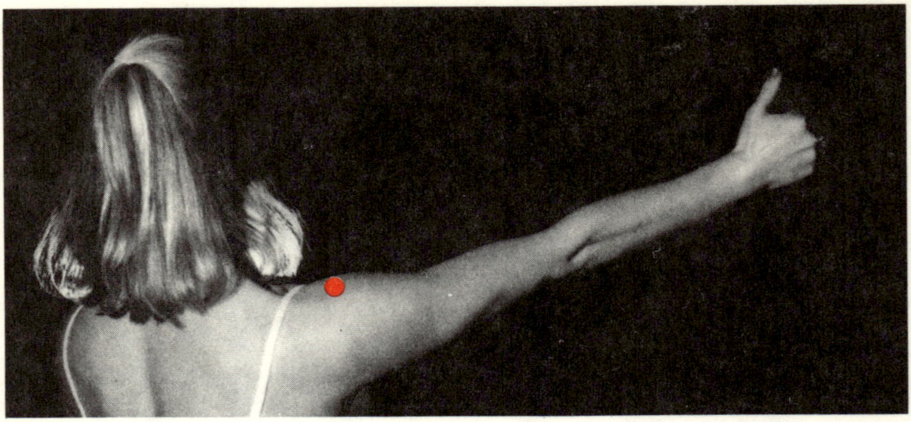

Ce point est situé sur le devant de l'épaule.

Voici le moyen pratique de le trouver :

Lever (dans la mesure du possible) le bras à l'horizontale, le pouce dressé. Il se dessine un petit creux à l'avant de l'épaule : votre point est là.

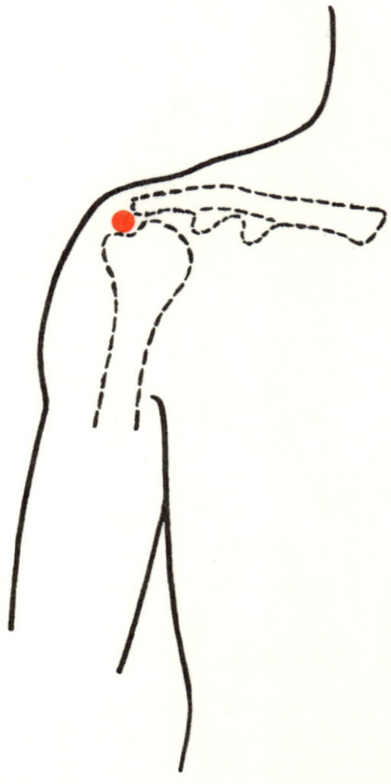

Vous pouvez vous en servir également au cours des exercices de rééducation. Il les rendra moins douloureux et plus efficaces.

Il n'est d'ailleurs pas exclu de trouver par la pression d'autres points douloureux. Ils varient d'un malade à l'autre. Il sera bon de les masser aussi à la demande des douleurs.

Vous avez... une éruption

Des éruptions, il en est de diverses sortes. Il y a d'abord celles qui accompagnent les maladies infectieuses, particulièrement celles de l'enfance, comme la rougeole. Celles-ci sont à respecter. D'ailleurs, elles peuvent chauffer, cuire ; elles ne démangent pas à proprement parler.

Par contre, les éruptions qui piquent sont plutôt liées à deux sortes de causes ; les unes sont constitutionnelles, se voient dès la naissance et accompagnent souvent leur malheureux porteur pendant toute sa vie. Elles demandent des soins difficiles et assidus dans toutes les sortes de médecines. Mais, plus souvent, et heureusement, les éruptions sont liées à un accident passager, généralement une allergie. L'allergie est une entité souvent encore mystérieuse où le contact d'une substance inoffensive pour la majorité des gens déclenche sur la peau du sujet privilégié l'éruption en question.

Vous avez... une douleur de la face

Les douleurs de la face sont, avec celles des dents, parmi les plus intenses que peut supporter un être humain. Soit qu'elles revêtent le caractère de la névralgie faciale, soit qu'elles présentent des caractéristiques moins systématisées.

La douleur de la névralgie faciale est une douleur bien particulière ; elle survient, en général, chez les sujets âgés, sans raison, spontanément, à la suite de l'effleurage d'un petit espace douloureux sur la joue, le nez ou les gencives, presque toujours le même, pour le même malade. Ce petit espace est appelé la zone gâchette, « trigger zone » chez les Anglo-Saxons. La douleur elle-même est bien typique : un éclair, une décharge électrique, nous dit le malade. Cela ne dure que quelques secondes, mais quelles secondes ! ... D'autant que la douleur peut ne plus se reproduire ou bien revenir toutes les heures, voire toutes les minutes, faisant de la vie du malheureux qui la supporte un épouvantable calvaire.

A côté de cette forme nette et spectaculaire, il existe des formes dégradées, différentes, où la douleur, moins violente, persiste davantage. Souvent alors, le visage devient rouge, et le sujet sue à grosses gouttes. Tout ceci est très pénible et il est particulièrement intéressant de connaître des points qui peuvent soulager cette douleur.

Parmi ces points, il y en a deux principaux : le premier, qui est identique au point des migraines du front, est situé sur la face antérieure de l'avant-bras, et on le trouve, comme pour les migraines, en enfourchant, du côté opposé à la douleur, le pouce formé en pince ; l'index vient indiquer l'emplacement exact du point, dans la gouttière où bat le pouls.

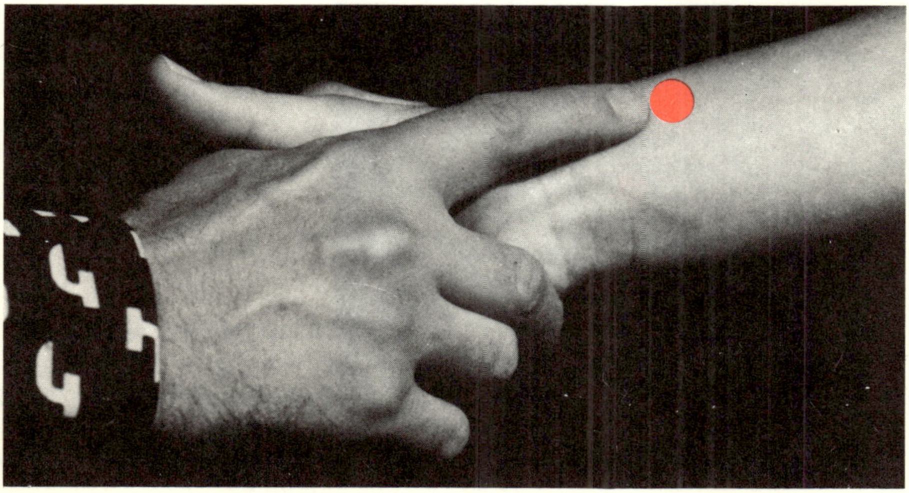

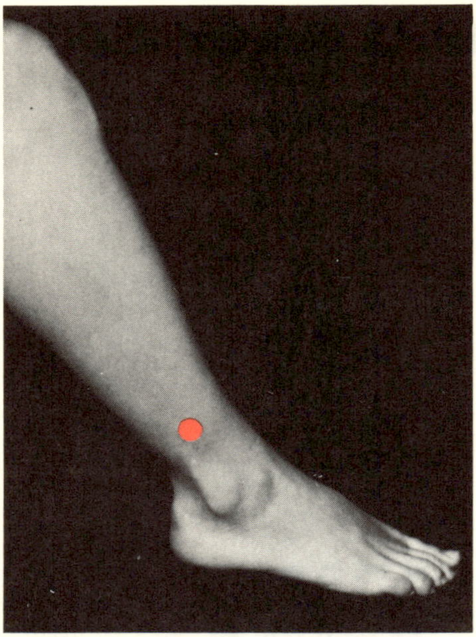

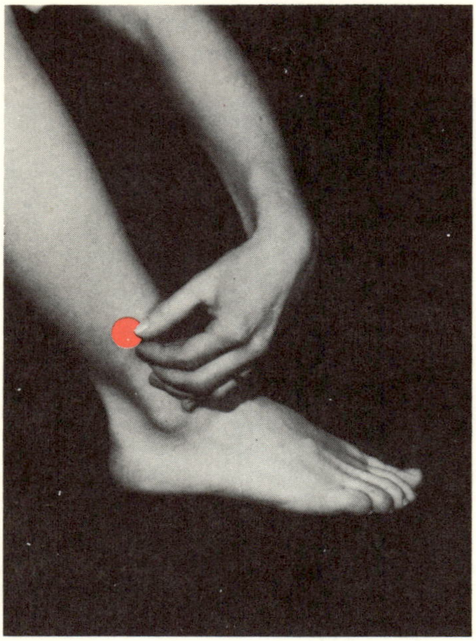

Et bien, un point va vous soulager dans cette situation. Il est situé en bas de la jambe, sur sa face extérieure, dans un petit creux sensible, sur le devant de cet os long et mince : le péroné.

Comment repérer ce point exactement ? Voici : vous posez votre main, les cinq doigts serrés, et vous appliquez le bout du petit doigt sur la partie la plus saillante de l'os de la cheville. Les doigts viennent s'appliquer, l'un après l'autre, sur le devant du péroné, et le pouce désigne le point. Massez ce point aux deux jambes avec vos deux mains croisées : main droite pour la jambe gauche, main gauche pour la jambe droite. Au bout d'un moment, vous entendrez souvent le glou-glou de la bile qui se vide, comme l'ont montré, d'ailleurs, des examens radiographiques qui ont été faits dans ces circonstances, et au cours de l'utilisation de ce point.

Notons, d'ailleurs, que ce point est un grand point de traitement de toutes les affections hépato-biliaires. Mais tout ceci nous entraînerait trop loin. Contentons-nous de nous soulager pour le moment.

Vous avez... de la gêne respiratoire

C'est ce qu'en termes techniques on appelle de la dyspnée, un symptôme dont la signification peut être fort grave. Le cœur, les poumons, le système nerveux peuvent être en cause. Aussi lorsqu'on se trouve en présence d'une dyspnée dont l'origine ne saute pas aux yeux, il y a intérêt à voir son médecin, et même éventuellement des spécialistes : pneumologue, cardiologue, etc.

Mais, à l'opposé, il ne peut s'agir que d'une gêne passagère survenant au cours d'une affection aiguë comme une grippe, une bronchite, etc.

Il y a une maladie pour laquelle la gêne respiratoire représente l'essentiel du tableau, et cette maladie c'est l'asthme. Tout le monde connaît son évolution avec ses crises, d'abord nocturnes, qui arrachent le malade au sommeil vers 2 ou 3 heures du matin, qui l'obligent à ouvrir les fenêtres, à s'asseoir ; puis, petit à petit, ces crises se multiplient ; elles perdent leur caractère bien typique pour se traduire par une gêne respiratoire permanente.

Dans tous les cas, la gêne respiratoire représente, chez l'asthmatique, des heures et des jours de souffrance, et une infirmité qui ne cesse de s'aggraver.

Aussi, il existe un grand nombre de médicaments qui se proposent de soulager ce symptôme chez l'asthmatique : des gouttes, des suppositoires, des comprimés, la dangereuse cortisone, ou alors des médicaments délivrés en bombes, sous forme d'aérosols, que connaissent bien tous les malades.

Tous ces médicaments ont des inconvénients. D'abord, il faut les avoir sous la main ; ensuite, tous, sans exception, présentent des effets secondaires redoutables. Aussi il est bon de connaître un petit point qui peut assez rapidement soulager le malheureux porteur de gêne respiratoire.

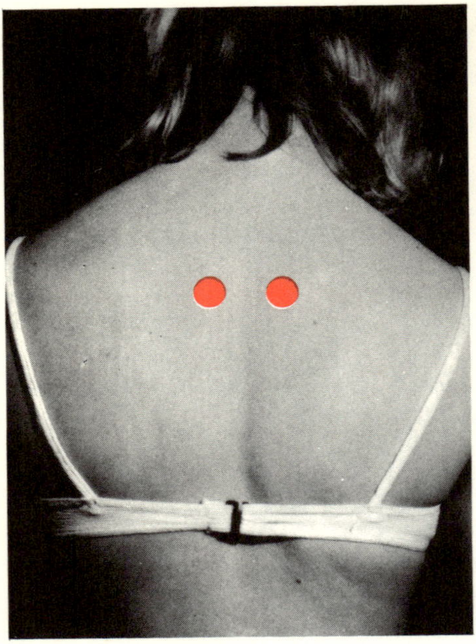

Ce point, qui est bilatéral, est situé dans le dos. Il se trouve, avec nombre de ses congénères d'ailleurs, de part et d'autre de l'épine dorsale, à deux travers de doigt de celle-ci et il est plus exactement placé au niveau de la troisième vertèbre dorsale.

Comment repérer cette vertèbre ? Eh bien, c'est fort simple : le patient étant assis, on lui fait baisser la tête ; il apparaît une saillie à la base de la nuque : c'est la saillie de la dernière vertèbre cervicale ; on compte, en allant vers le bas, trois reliefs successifs ; un, deux, trois... et on sera au niveau de l'épine de la troisième dorsale. Le point — comme on l'a déjà dit — est situé à deux travers de doigt, à droite et à gauche de celle-ci. (Voir le chapitre « Eruptions ».)

Il faut masser ce point énergiquement et longtemps — Il faut donc que le patient soit aidé par une personne de sa famille — de façon à ce que la gêne respiratoire s'estompe, petit à petit, et finisse par disparaître.

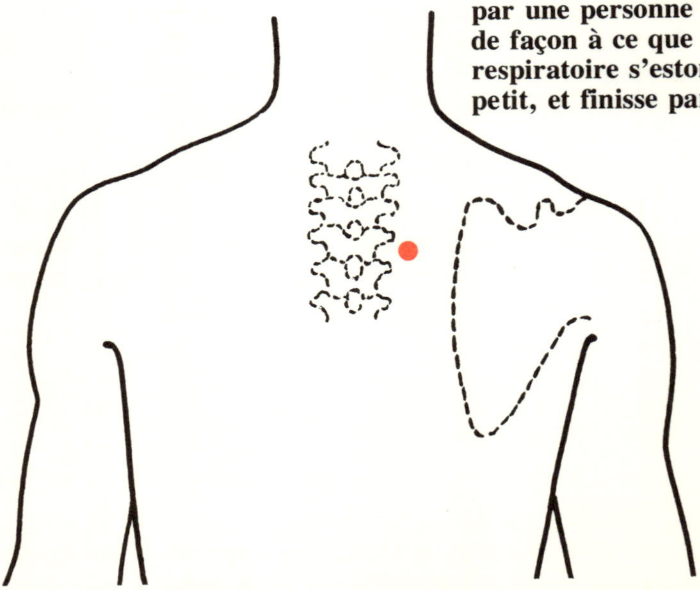

Il est à noter qu'on peut ajouter à ces deux points celui que nous décrivons par ailleurs, et qui convient à la toux.

Vous avez... des douleurs du genou

Tous les malheurs peuvent arriver au genou : chocs, accidents, infections, etc. Cette articulation infortunée vient en tête des jointures lésées au cours des accidents d'auto, de ski, etc., et, par ailleurs, elle est aussi atteinte par prédilection par les infections — chez l'enfant en particulier — par les inflammations, par l'arthrose, etc.

C'est dire que la soulager s'impose souvent.

Mais dans la nature, le bien est toujours à côté du mal : l'articulation du genou est aussi une articulation très « découverte ».

On peut en faire aisément le tour, en en repérant soigneusement les éléments douloureux et anormaux.

D'ailleurs, et ceci est valable pour l'acupuncture toute entière, un point douloureux — même non indiqué dans les répertoires — peut toujours être traité, et ce traitement sera également bénéfique. Mais il y a tout de même un point maître pour le genou.

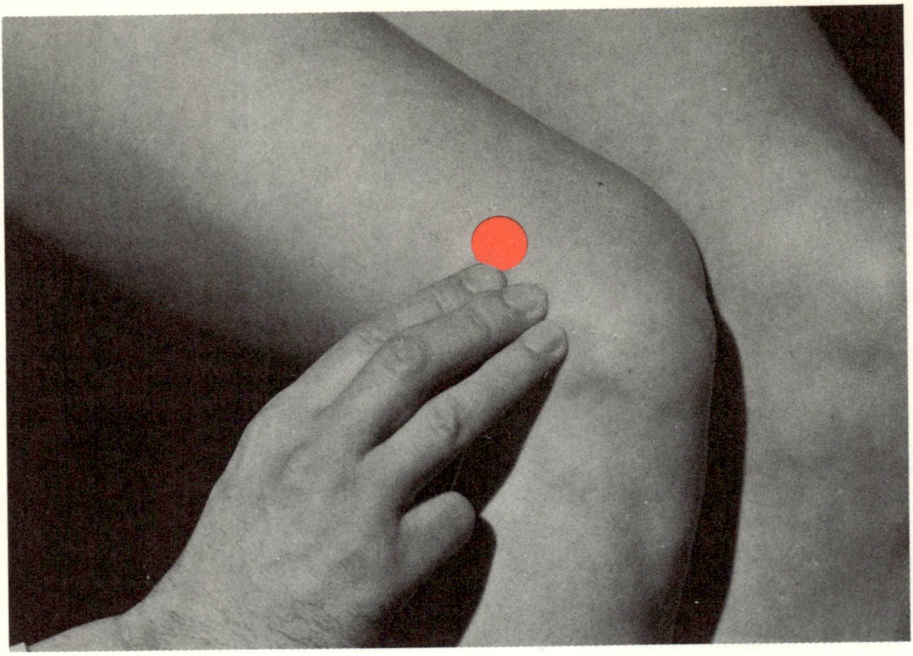

Il est frappant de constater que ce point correspond en profondeur au point le plus haut de la synoviale — ce petit sac qui tapisse l'intérieur de toutes les articulations et qui se gonfle de liquide inflammatoire ou hémorragique, le fameux « épanchement de synovie ».

Comment le trouver ? C'est simple.

Vous repérez le petit os situé sur l'avant du genou : la rotule. En gros, elle a la forme d'un rectangle. Vous prolongez par une ligne imaginaire tracée sur la cuisse son bord extérieur : à trois travers de doigt au-dessus de l'angle de l'os, nous avons notre point.

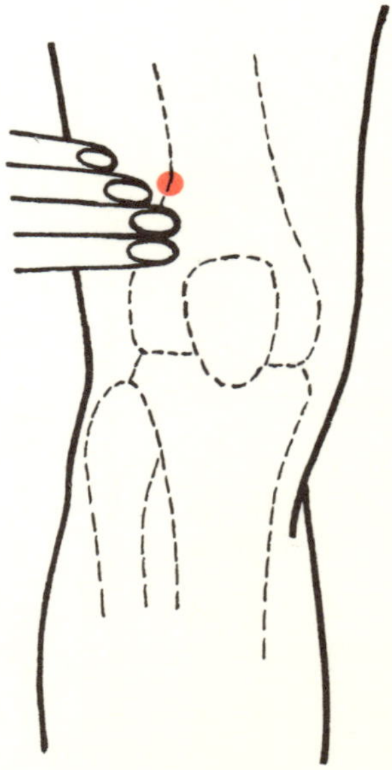

Vous avez... un mal de gorge

Attention, une angine ça peut être très grave ; et cela peut être aussi la porte d'entrée de nombreuses maladies : méningite, rhumatismes, maladies des reins, qui peuvent compromettre une existence entière. Aussi, voyez vite votre médecin.

Mais, en attendant, pour vous soulager, voici notre point.

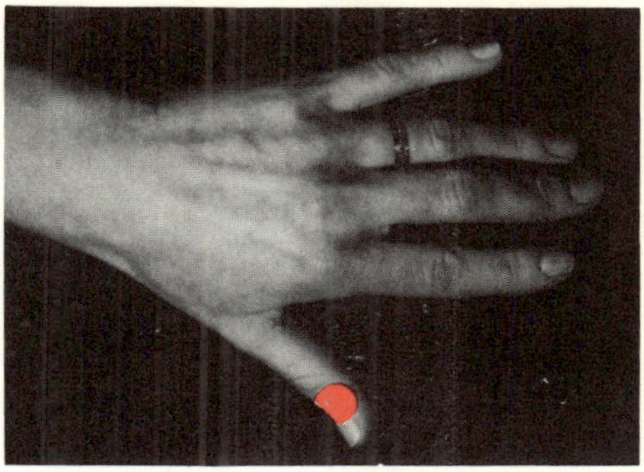

Ce point se situe sur le côté du pouce qui regarde l'index ; vous tirez une ligne prolongeant la base de l'ongle ; vous en tirez une deuxième le long du bord de l'ongle qui regarde l'index. Ces deux lignes se rejoignent en formant un angle droit ; le point est au sommet de cet angle.

Si vous avez mal à la gorge d'un seul côté, vous massez seulement de ce côté. Si vous avez mal à toute la gorge, vous massez énergiquement, alternativement ou non, les deux côtés.

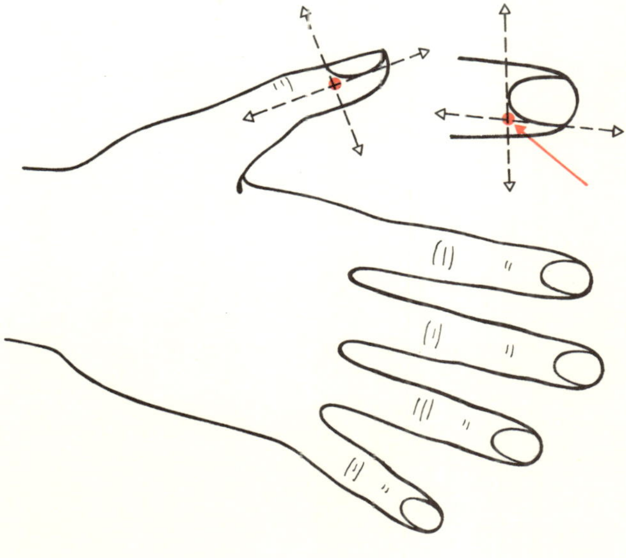

Vous avez... attrapé la grippe

Vous en connaissez bien les symptômes : après un coup de froid, c'est parti : les yeux larmoient, la gorge desséchée brûle, les narines picotent ; on éternue, on se sent fiévreux.

Et on se précipite pour boire un grog... ce qui n'a jamais rien arrangé car l'alcool n'a jamais tué un microbe qu'appliqué avec un coton.

En vérité, on dit qu'on a la grippe. C'est généralement faux. La grippe vraie est une maladie grave, qui évolue par épidémies, et dont le sillage peut encore, malgré les progrès de la thérapeutique, apporter la mort.

Ce qui se passe, en général, quand on croit avoir « la grippe », c'est que nos muqueuses respiratoires sont atteintes par un des très nombreux virus qui s'y intéressent et qui y pénètrent à la faveur d'un refroidissement.

Les Anglos-Saxons ont le mot juste pour désigner l'adversaire : « a cold » — nous dirions en français « un coup de froid ». Et il est frappant de voir que la sagesse populaire rejoint la conception chinoise. Pour ceux-ci, en effet, le froid est une des « énergies perverses » qui envahissent l'organisme, et qui se heurtent à des « chiens de garde » que représentent certaines lignes d'acupuncture. Il s'agit d'un mécanisme très complexe qu'on ne peut aisément résumer, mais sur ces lignes se trouvent des points majeurs qu'il faut stimuler.

Ce sont les deux principaux que l'on va mettre en jeu, le plus près possible du début du « coup de froid ».

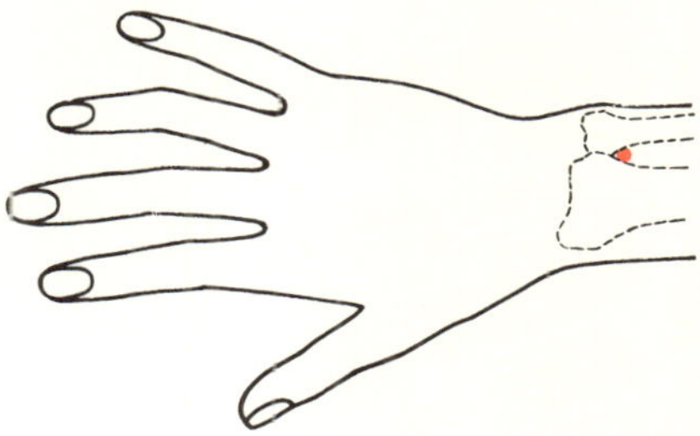

Le premier point est situé sur le dos du poignet, à trois travers de doigt au-dessus du pli de flexion du poignet dans l'angle des deux os.

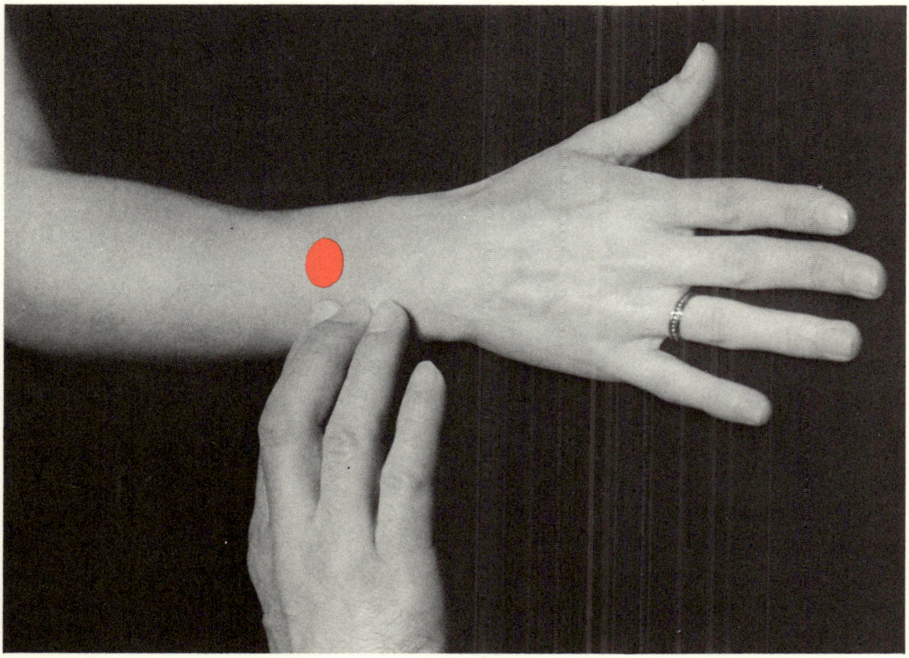

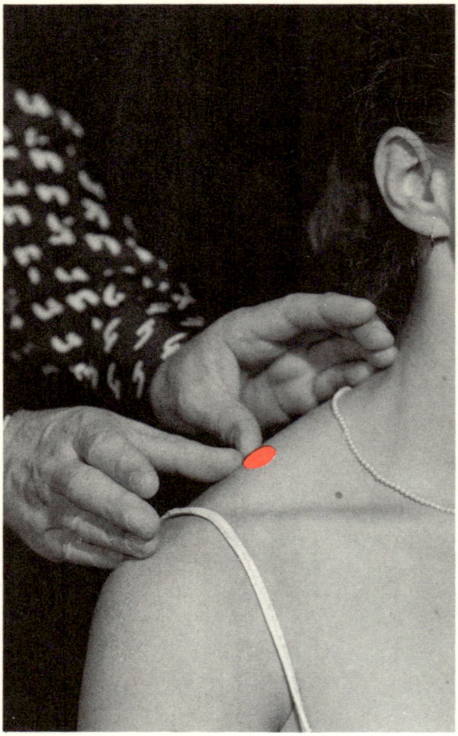

Le second point est situé sur la pente même de l'épaule à mi-chemin entre la base du cou et l'extrémité de l'épaule elle-même.

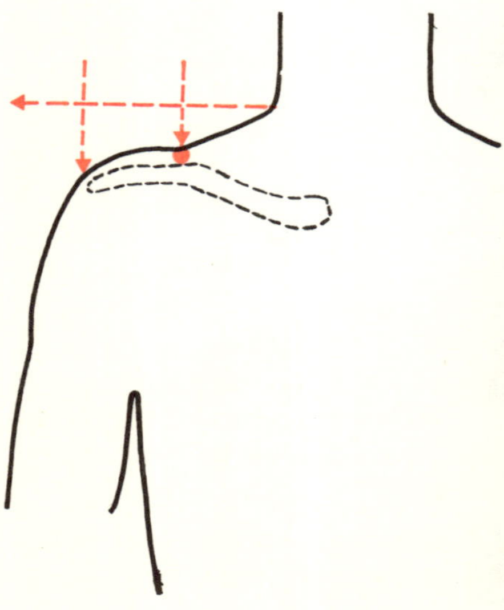

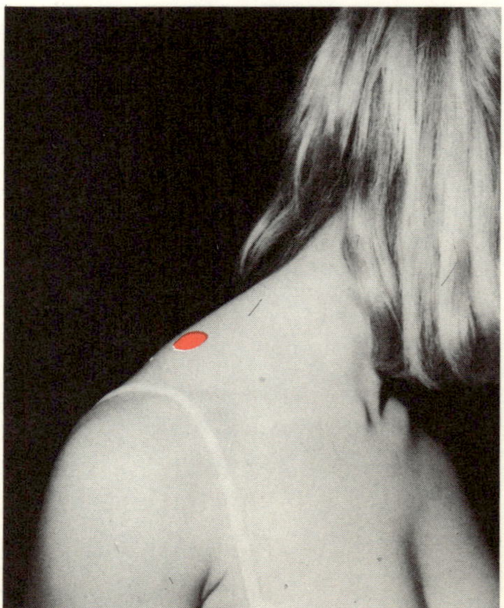

Vous avez... une douleur de la hanche

Il faut tout de suite signaler une chose. Souvent, une douleur qui se projette au niveau de la hanche n'est pas due à une infection de la hanche elle-même. Il peut s'agir d'une maladie du ventre, du bassin, d'une sciatique au début, etc. Dans ce cas, le point recommandé ci-dessous n'aura peut-être pas beaucoup de chances d'agir, mais il se rattrape — si l'on peut dire — avec les troubles de la hanche elle-même.

Certes, il s'agit d'une articulation profonde et généralement peu atteinte par les chocs, mais elle est le siège, entre autres, de cette lente et terrible destruction qu'on appelle coxarthrose, qui finit inexorablement après une longue période de marche et de mouvements douloureux par bloquer la jointure elle-même.

Bien sûr, il y a des méthodes importantes pour traiter la coxarthrose, et généralement même la chirurgie intervient pour prévenir la destruction ou guérir la hanche malade ; mais il existe un point efficace qui peut soulager la douleur et faciliter par là tous les traitements associés. Il faut le trouver avec précision.

Installons d'abord notre malade, ou installons-nous nous-même si nous sommes le patient, car de la position exacte dépend la localisation parfaite du point.

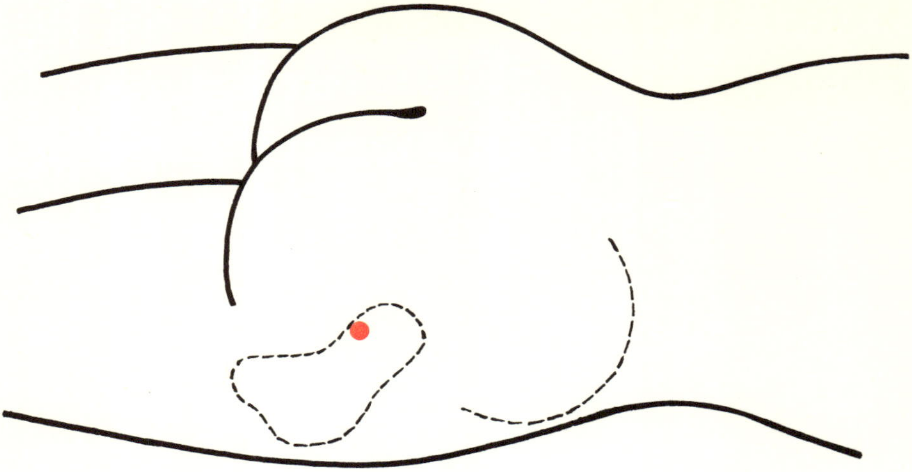

Le patient s'allonge sur le côté sain, où il n'a pas mal, puis il met la jambe malade à demi fléchie sur l'autre jambe, dans une posture de détente et d'abandon, qui, chez nos grâcieuses compagnes, a inspiré tant de peintres.

Dans cette position, tous les os ressortent comme une carte de géographie en relief et, en particulier, tous les os de la région qui nous intéresse : la saillie du bassin, la crête iliaque.

Nous allons placer notre main le long de cette crête de la manière suivante : nous ouvrons la main, largement, le pouce étant mis à 90° avec les autres doigts ; nous calons le bord de la main qui porte les autres doigts contre la crête en rabattant le pouce — nous sommes sur le point cherché : il se trouve sur le relief osseux qu'on appelle scientifiquement « grand trochanter » et ce point a même une influence sur toutes les douleurs du membre inférieur.

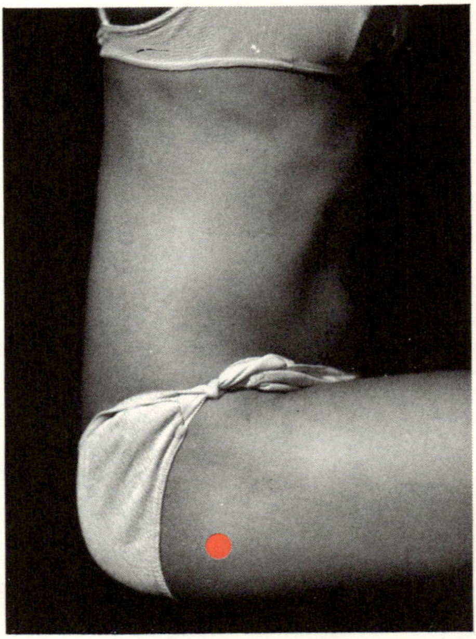

Ce n'est pas la première fois et ce ne sera pas la dernière où il apparaît qu'un point peut avoir des indications multiples.

(Voir à sciatique)

Vous avez... le hoquet

Qui n'a pas eu ce malaise désagréable, discourtois et gênant ?...

Mais on sait moins que ce peut être une terrible maladie, véritable infirmité qui dure des jours et empêche le malheureux qui en est affecté de manger, de boire, de dormir et l'amène au bord de la dépression nerveuse.

D'ailleurs, si le hoquet le plus connu et le plus fréquent survient quand on a « avalé de travers » ou quand on a ri en mangeant, et n'a généralement pas de causes fâcheuses, il dissimule parfois de graves maladies, nerveuses en particulier.

Mais laissons là ces formes sévères pour ne retenir que le hoquet habituel et désagréable dont on a hâte d'être débarrassé.

Pour nous soulager cette fois-ci, il faut un aide car les points sont situés dans le dos, ce qui, au fond, s'explique, car le hoquet est dû à une série de contractions du muscle diaphragme qui sépare la poitrine du ventre et s'attache aux côtes d'avant en arrière, à l'endroit même où vont se trouver nos points.

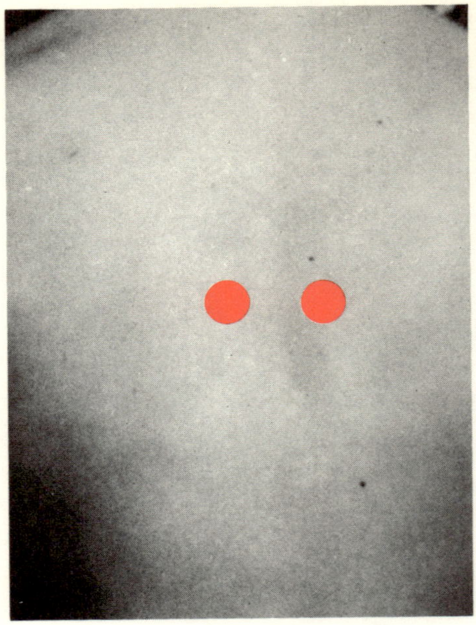

Ces points sont situés à deux travers de doigt de l'épine dorsale, de part et d'autre de la septième vertèbre dorsale. Comment repérer celle-ci ? C'est très simple.

Sur le sujet assis, torse nu, les points se trouvent sur une horizontale passant par la pointe des deux omoplates, comme ci-dessous :

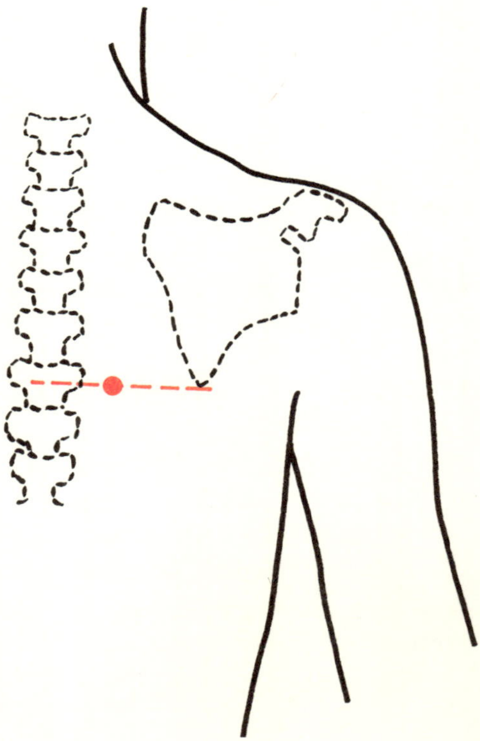

Vous avez... des insomnies

On se tourne, on se retourne dans son lit... ce lit auquel on avait tant aspiré pendant la journée de travail : rien à faire, les nerfs gagnent, le sommeil ne vient pas. Ou bien encore, on rentre épuisé, on s'endort comme une masse et à deux heures du matin, réveil total. Le sommeil s'est envolé, et le petit cinéma personnel fait défiler les pensées les plus noires et les plus irritantes jusqu'au moment où le réveil vous annonce cruellement qu'il est temps de se lever, alors qu'on venait juste de sombrer à nouveau. Tout ceci est très sérieux car, à la longue, la fatigue gagne, la dépression guette.

Alors que faire ? Prendre un somnifère ?

Il s'en vend des tonnes par jour dans le monde, mais c'est une mauvaise solution. On sait — depuis relativement peu de temps d'ailleurs — que le sommeil est une machinerie délicate, composée de deux « variétés » qui alternent et se succèdent au cours de la nuit : le sommeil lent, sommeil animal qui repose le corps, et le sommeil paradoxal où le cerveau entre dans la danse ; c'est le moment des rêves qui ont un rôle essentiel dans la santé mentale — le moment aussi où la pensée résoud les problèmes considérés comme insolubles dans la journée. Or, il n'est pas un somnifère qui ne perturbe cet équilibre délicat, ajoutant l'agression thérapeutique au dérèglement initial.

Inexorablement, l'insomniaque devient un chronique qui forcera la dose de somnifère, ajoutant une drogue à une autre, etc., et se détraquera de plus en plus.

Aussi, toutes les méthodes susceptibles d'entraîner un sommeil naturel sont les bienvenues.

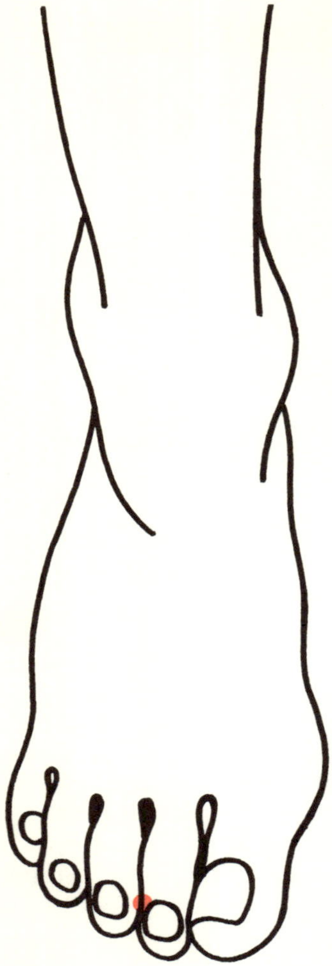

Parmi celles-ci, l'acupuncture a sa place grâce à deux points qu'il va falloir masser lentement.

Le premier est situé à l'extrémité du deuxième orteil — celui qui est en dehors du gros orteil.

Et c'est encore un point situé à l'angle extérieur de l'ongle.

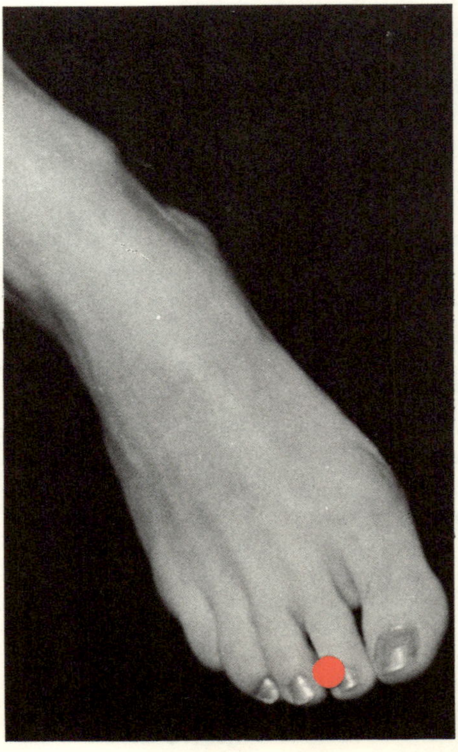

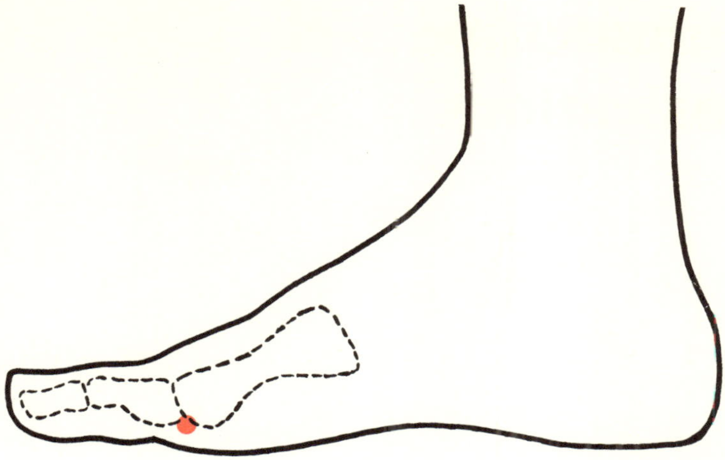

Le second point est situé sur le bord intérieur des pieds à la base du gros orteil en arrière de la saillie osseuse qui renfle la base de ce gros orteil.

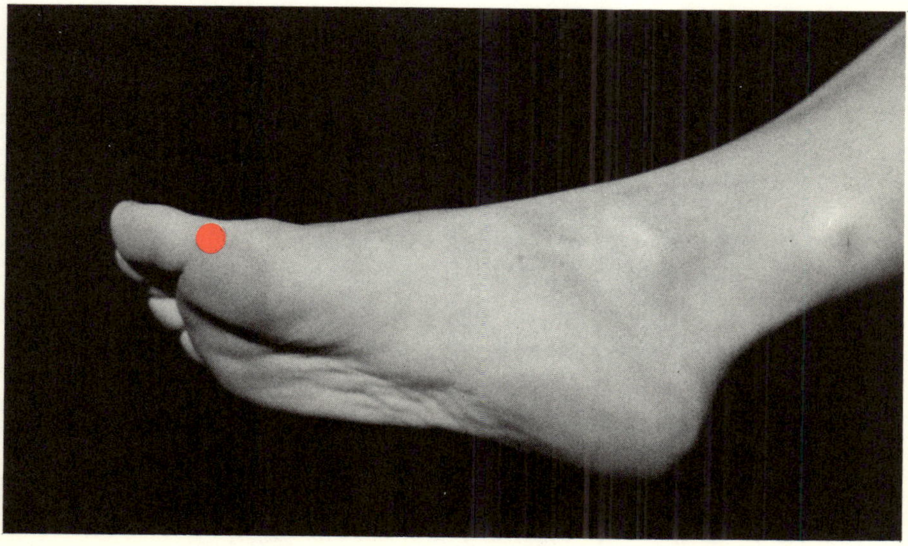

Acupuncture... et intoxications

Depuis très longtemps, les Chinois ont été confrontés au problème de la drogue, alors que l'Occident n'en soupçonnait ni la gravité ni même l'existence. Il ne faut donc pas s'étonner si, très tôt, ils ont su déterminer un point actif dans le traitement des terribles toxicomanies à l'opium et ses dérivés ; ce point est toujours valable et entraîne des résultats tout aussi favorables en Occident.

Mais de surcroît on s'est aperçu qu'il peut aussi être fructueux dans le sevrage des toxiques « bien de chez nous », ceux-là, que sont l'alcool et le tabac.

Simplement, il faut y ajouter quelques autres points qui modulent son effet.

On conçoit l'intérêt qu'il peut y avoir à se désintoxiquer soi-même en totalité ou en partie. Aussi allons-nous envisager :

Le point maître de toutes les intoxications, qui est le point de la DROGUE.

Ce point est situé sur le crâne à la face latérale de celui-ci exactement à la verticale du point le plus haut du pavillon de l'oreille à trois travers de doigt au dessus.

C'est un point suffisant pour les drogues dures ou douces : opium, L.S.D., haschich, médicaments, etc.

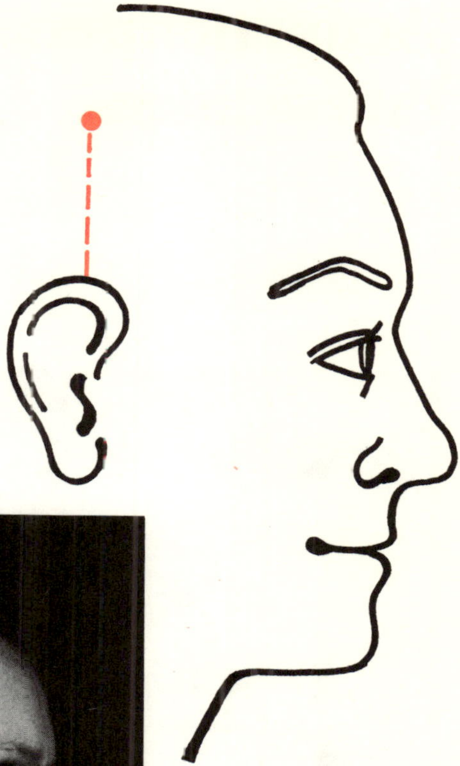

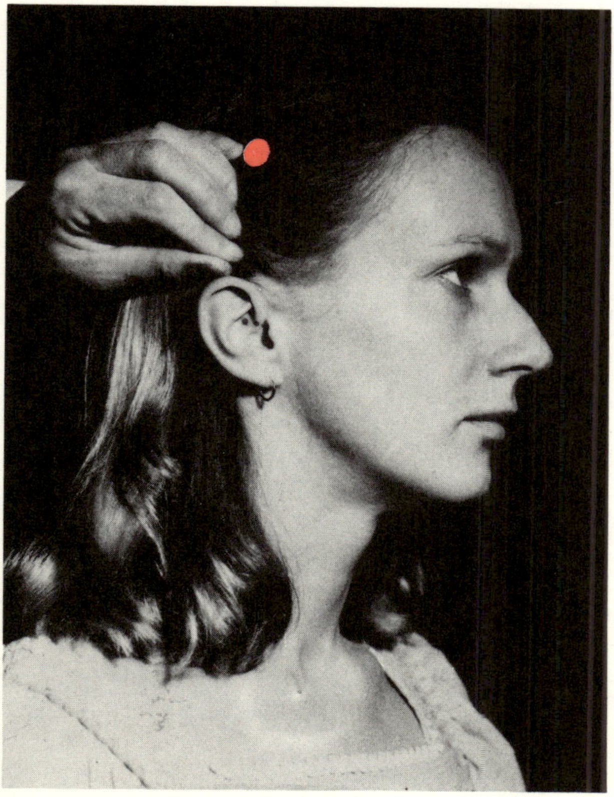

En ce qui concerne... l'alcoolisme

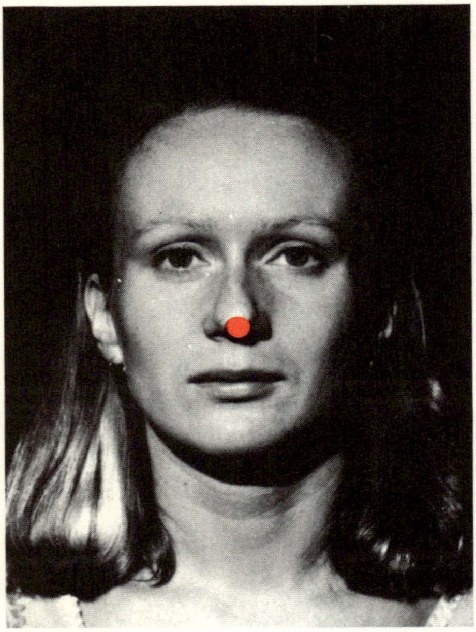

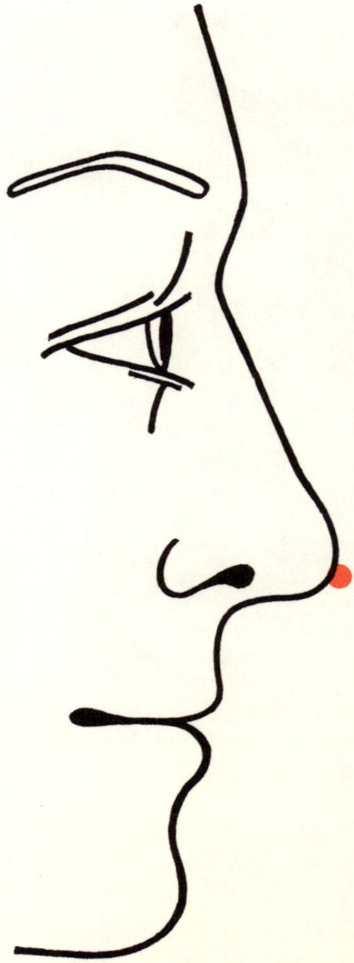

Ce point doit donc être sollicité.

Il faut, lorsqu'il y a IVRESSE associée, y ajouter un point situé exactement à la pointe du nez, qui porte le nom aimable de Pi-Tchoun, et qui dégrise rapidement.

Mais attention ! En le stimulant, celui-ci peut déclencher des vomissements. Mettez-vous sur le côté et pas en face de la bouche de votre patient... sinon gare à votre costume ou votre robe.

En ce qui concerne... le tabac

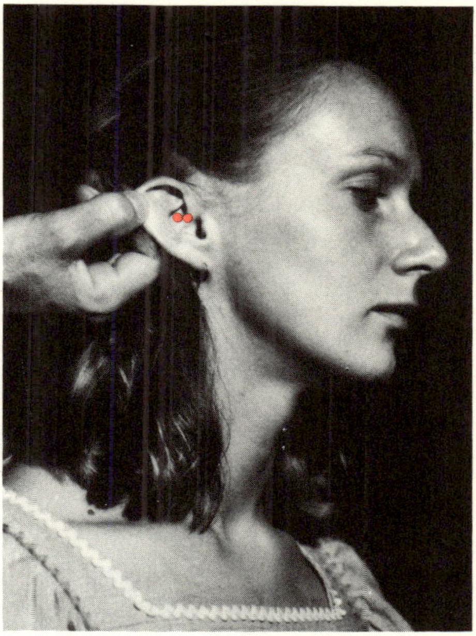

Toujours le point maître des intoxications.

Il convient d'y ajouter deux points situés dans l'oreille. Le premier est situé juste sur ce petit pont de chair qui constitue en quelque sorte la racine de l'oreille et qu'on appelle d'ailleurs la racine de l'hélix.

Le second point juste en arrière, à peu près au milieu de ce trou qui se forme dans le pavillon et qui ressemble tellement à l'intérieur d'une huître qu'on l'a appelé la conque.

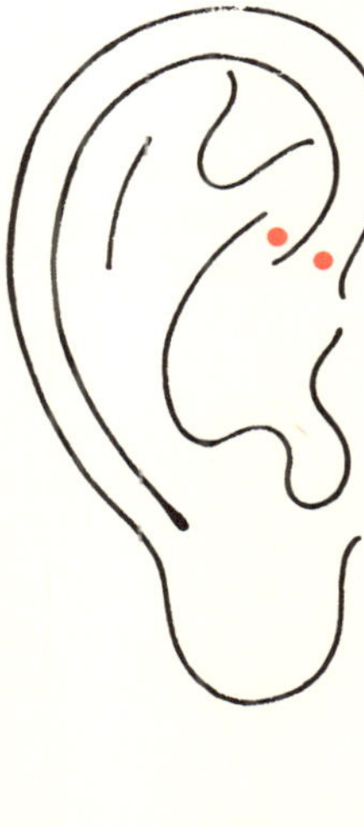

Ces points occupent une très petite surface et, en acupuncture habituelle, il est assez difficile de les trouver.

Mais pour l'autotraitement, aucun problème : il suffit de masser plusieurs fois par jour ces points, et cela aide le difficile sevrage du tabac.

Ces points, en outre, me permettent de signaler une intéressante extension de l'acupuncture classique.

Des auteurs français (Nogier) et chinois ont étudié une région qui avait échappé aux investigations traditionnelles : le pavillon de l'oreille, et, de cette étude, est sortie toute une science nouvelle : l'auriculothérapie.

On voit par là combien l'ère des découvertes n'est pas close en acupuncture, et combien il y a encore de points et de techniques utiles à découvrir.

Vous avez... les jambes fatiguées

Nous tous, citadins, après avoir été assis toute la semaine au bureau ou en voiture, nous voilà partis, le dimanche, pour faire un « cross », une partie de chasse, etc. Le résultat ne se fait pas attendre : nous sommes moulus, rompus, nous ne sentons plus nos jambes, ou nous les sentons trop...

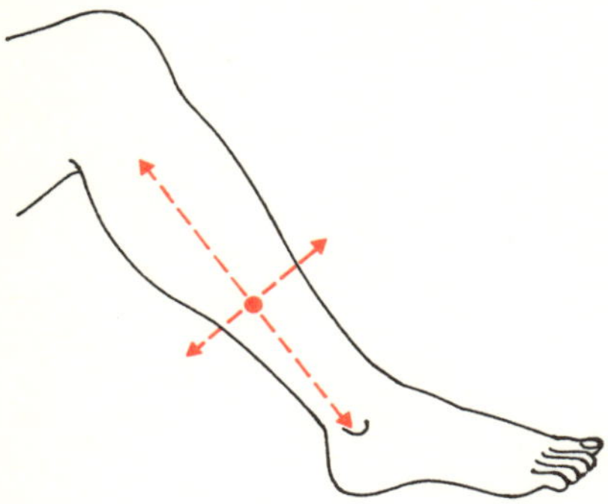

Vite, un point pour nous défatiguer : sur le dehors de la jambe, à mi-hauteur entre la cheville et le genou, juste derrière ce long os mince qui s'appelle le péroné.

Songez que ce point est connu en Chine sous le nom de « point des coolies », ces infatigables petits hommes qui tirent des chargements humains, à longueur de journée. Pendant la guerre, les soldats japonais, qui faisaient d'énormes étapes à pied ou à bicyclette dans la jungle, brûlaient ce point avec une cigarette allumée, tous les 20 kilomètres, et repartaient gaillardement.

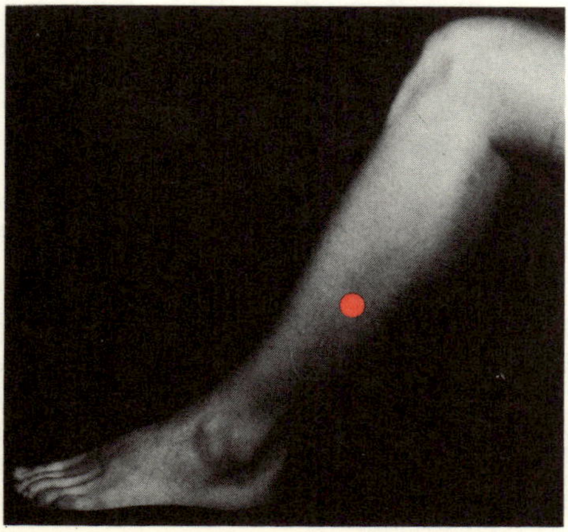

N'en faites pas tant, mais massez-le longuement, et vous verrez la fatigue des jambes se dissiper.

Vous avez... un lumbago

Le lumbago — le « tour de reins » —, qui n'en a pas eu dans sa vie, à la suite d'un effort malencontreux pratiqué généralement en mauvaise position ? Ça a craqué... ou non, et nous voilà plié en deux, souvent incapable de bouger car le moindre mouvement déclenche des douleurs déchirantes. L'accident a entraîné (comme la sciatique d'ailleurs) pour les uns une hernie du disque situé entre les vertèbres, pour les autres un déplacement d'une vertèbre par rapport à l'autre. Quoi qu'il en soit, le nerf est pincé et cela entraîne douleur et contracture des muscles.

Le lumbago non traité traîne quelques jours ou quelques semaines en s'améliorant peu à peu, puis finit par disparaître. Mais il récidive — et de plus en plus souvent — au fur et à mesure que les « amarres » intervertébrales que représentent les ligaments se desserrent ; et pour des mouvements de moins en moins violents, le « tour de reins » se produit. Bientôt persiste une douleur continue, avec des recrudescences survenant à la fatigue ou surtout le matin au réveil. Le malade est devenu un lombalgique, un douloureux chronique.

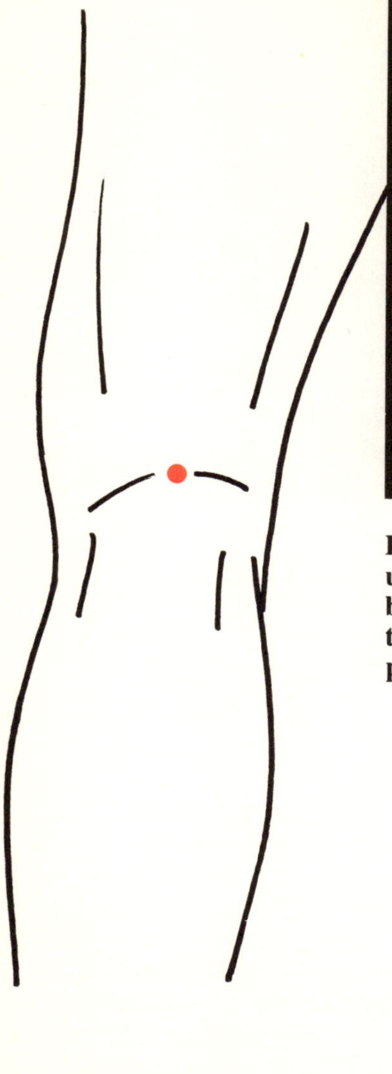

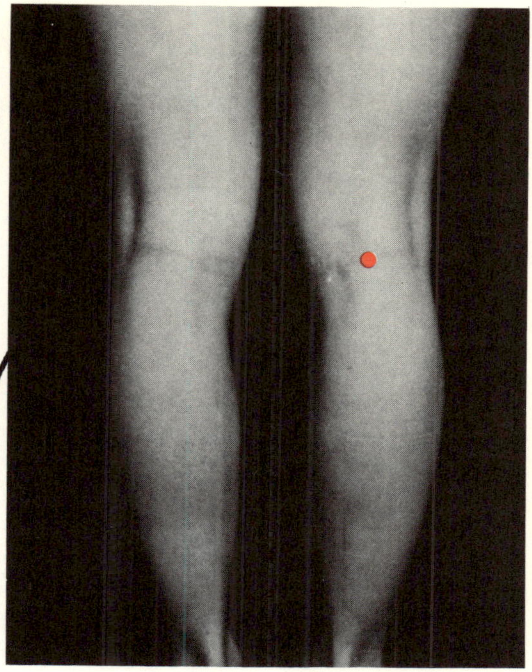

Pour soulager le lumbago, il y a un très grand point, à traiter bilatéralement. Il est très facile à trouver. Il est situé au milieu du pli du genou.

Vous avez... une douleur du poignet ou de la main

Il est quasi impossible de séparer les douleurs du poignet de celles de la main. En effet, il y a là tout un ensemble d'os, de tendons, de muscles qui réalisent une union intime entre les deux, comme le montre la coupe ci-dessous :

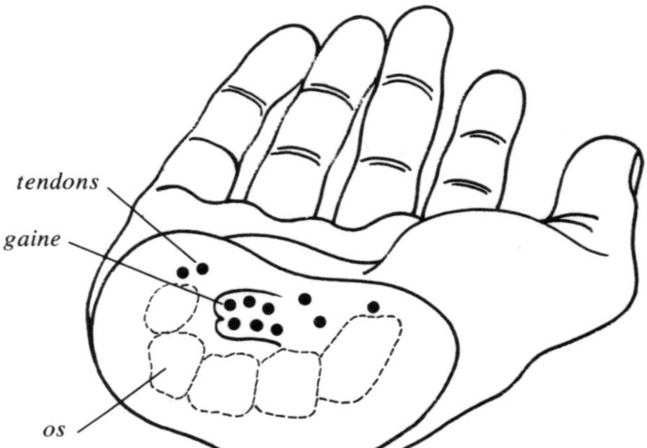

Parfois, il apparaît — au dos de la main ou sur l'avant du poignet — une enflure douloureuse ; c'est un kyste synovial. C'est-à-dire que le petit sac qui sépare les différents os et tendons, la synovie en termes techniques, fait saillie, hernie sous la peau : c'est la conséquence d'un mouvement violent, habituel chez les joueurs de tennis ou au cours d'efforts de dévissage ; ce peut être aussi la conséquence du même mouvement répété qu'on rencontre dans les travaux de vannerie, de tissage, etc.

Parfois aussi l'espèce d'anneau qui ferme le poignet en avant — le ligament annulaire (voir ci-dessus) s'enflamme et comprime les nerfs qui passent dessous.

Il y a un bon moyen de s'en apercevoir : il apparaît dans la main des signes d'engourdissement en tel ou tel point de la paume ou du dos de celle-ci.

Dans toutes ces circonstances, **deux points sont particulièrement valables.**

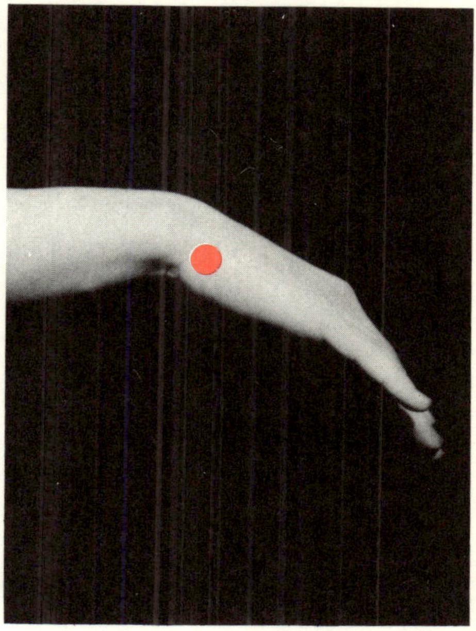

Le premier est situé sur le bord de la main qui prolonge le petit doigt, un peu en avant du pli du poignet sur un deuxième pli de peau qui se forme quand on tourne la main dans la direction du même petit doigt.

Comme vous le montre le schéma ci-dessus.

Le point se retrouve sur la photo ci-contre.

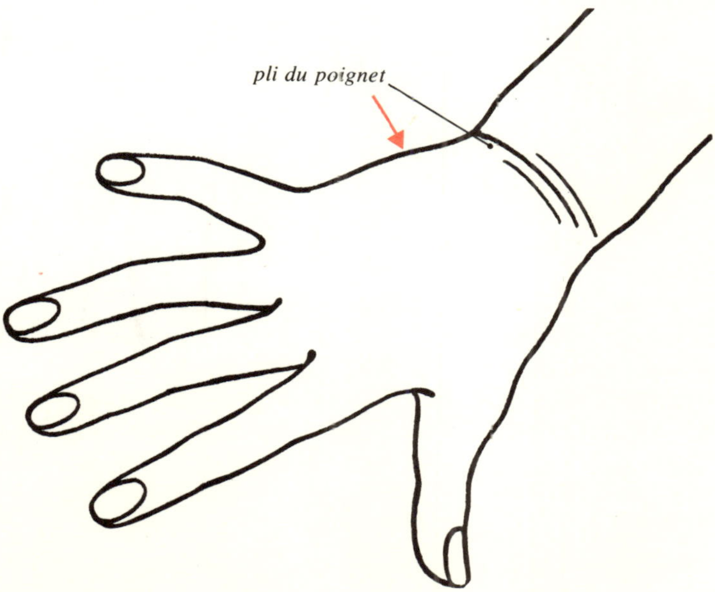

Le second point important est situé sur le dos du poignet, à trois travers de doigt au-dessus du pli, et juste à la rencontre des deux os qui forment l'avant-bras, le radius et le cubitus. Ce point est très facile à sentir et à repérer.

Tels sont les deux points à stimuler dans les douleurs du poignet et de la main ; on peut les traiter soit successivement, soit simultanément, aussi longtemps qu'il est nécessaire.

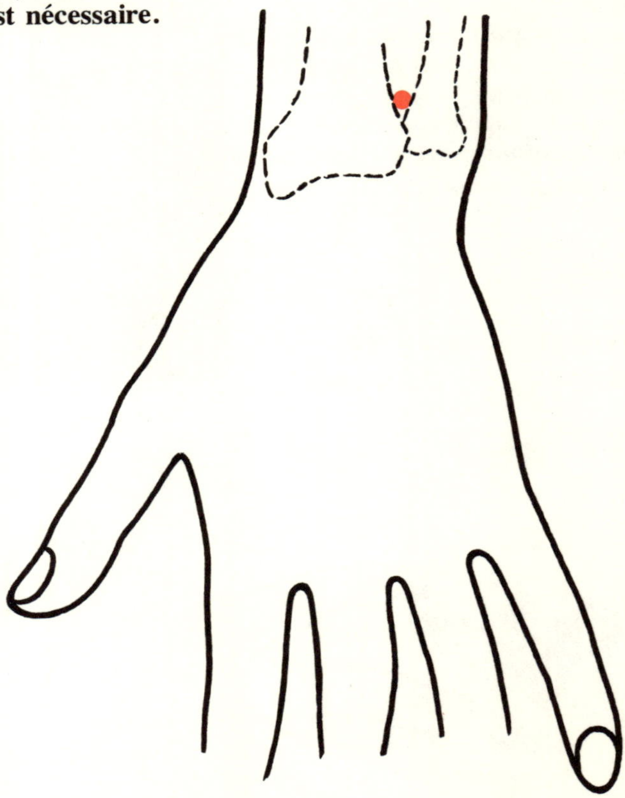

Vous avez... le mal de mer

D'une façon plus générale, le mal des transports, que ce soit en train, en voiture, en avion ou en bateau... Sueurs froides, nausées, vomissements vous mettent parfois aux limites de la syncope, vous empêchent en tout cas de vous alimenter normalement et de jouir d'un voyage agréable. Et l'abondance des vomissements, chez les petits enfants, peut entraîner une dangeureuse déshydratation.

Il n'en est que plus précieux de connaître un point actif dans ces incidents désagréables.

Ce point est situé sur l'avant de l'abdomen, sur la ligne du milieu à mi-chemin entre le nombril et la petite pointe de l'os qui ferme la poitrine en avant : le sternum.

C'est donc à mi-chemin entre ces deux repères anatomiques que se trouve votre point, qu'il faut masser fortement et longuement.

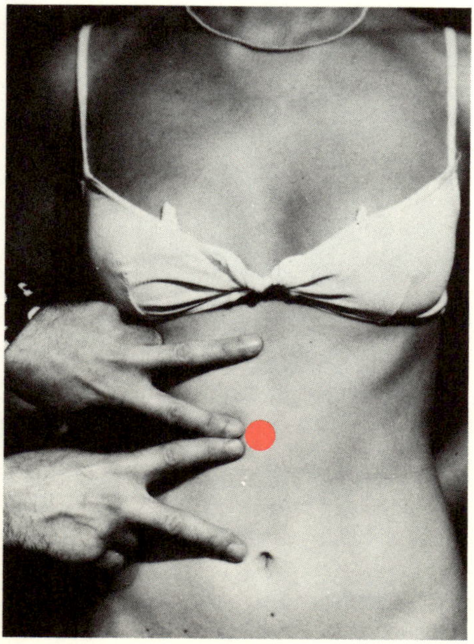

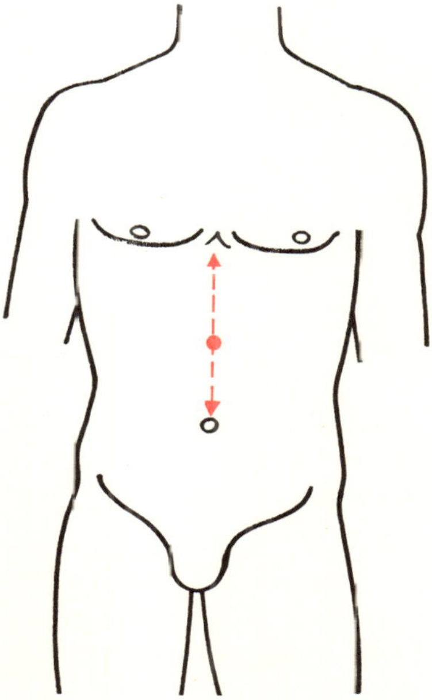

Vous avez... le nez bouché

Voilà bien une affection de l'hiver, et le nez bouché est souvent le premier et le seul signe de nombreuses viroses qui nous affectent en cette saison : les rhumes, les grippes, etc.

Mais il y a aussi toute une série d'affections chroniques du nez ou de ses annexes, qui entraînent ce désagréable symptôme : les sinusites d'abord, puis aussi les coryzas spasmodiques, dont la forme printanière est le rhume des foins avec ses accès d'éternuements, avec son écoulement nasal continu, avec son irritation oculaire voisine.

Les points, dans toutes ces affections, sont les mêmes. Il y en a de deux sortes : un point essentiel d'abord, qui est situé sur le front, juste sur la ligne du milieu, un peu en arrière de l'origine des cheveux — et s'il n'y a pas de cheveux, il est encore plus facile à trouver. Comment le repérer exactement ? Avec votre doigt, prolongez l'arête du nez vers le haut, en restant strictement médian. Vous passez sur une petite bosse, et tout de suite derrière, donc derrière les premiers cheveux, vous trouvez un petit creux. C'est là... Appuyez et massez énergiquement.

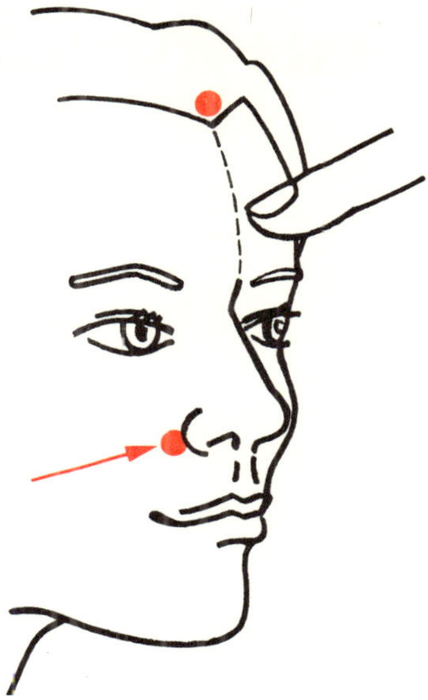

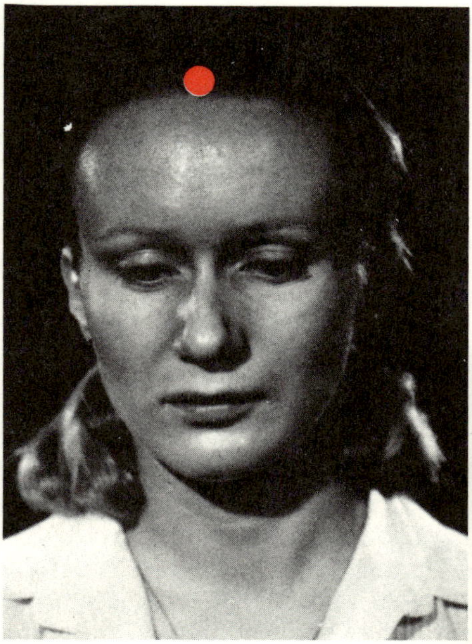

A côté de ce point essentiel, vous pouvez ajouter des points accessoires, mais tout de même fort utiles : si une narine est plus bouchée que l'autre, il y a un point situé au bas de l'aile du nez, au coin de celle-ci et de la lèvre, que vous allez également masser : à droite pour la narine droite, et à gauche pour la narine gauche.

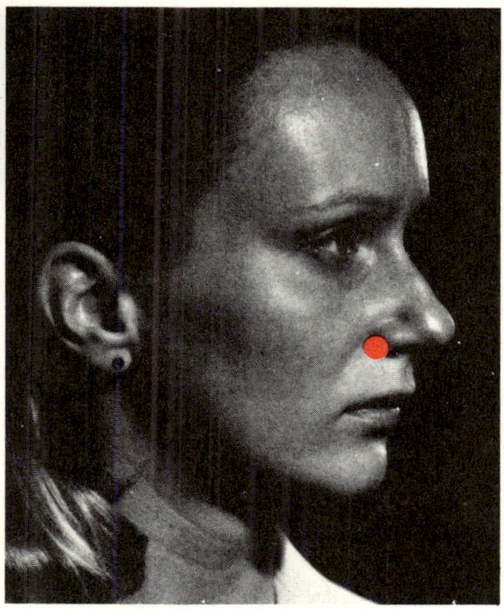

Vous avez... mal aux oreilles

Il y a en vérité à la surface de la tête, vers la profondeur du crâne, non pas une mais trois oreilles qui se continuent l'une sur l'autre : l'oreille externe, c'est-à-dire le pavillon et le conduit auditif qui mènent au tympan ; puis l'oreille moyenne, vaste chambre de résonance avec les petits osselets qui transmettent les sons ; enfin l'oreille interne qui enregistre les sons et sert à d'autres choses encore comme le maintien de l'équilibre. Mais cette dernière ne fait pas mal ; ses troubles se traduisent par d'autres malaises : vertiges, bourdonnements, etc., qui sortent de notre propos.

Les deux autres oreilles, par contre, sont douloureuses. L'oreille externe, où peuvent se trouver de petits furoncles, et surtout l'oreille moyenne, siège de ce qu'on appelle couramment l'otite, c'est-à-dire l'infection de cette oreille même. Et une otite, cela fait très mal. C'est la source aussi de toutes sortes de complications : s'il y a récidive, cela peut affecter l'os voisin : c'est la mastoïdite. A la longue, les récidives entraînent une baisse de l'audition, qui peut toucher le malade pour sa vie entière. Qui n'a pas vu ces pauvres enfants de nos grandes villes qui, tout l'hiver, vont d'otite en otite ? Dans ma pratique, j'ai quelques petits patients qui, en un an, ont subi plus de trente paracentèses c'est-à-dire d'ouvertures au bistouri du tympan.

Il y a un point d'acupuncture qui soulage le mal d'oreille, et qui peut faire même beaucoup plus. Quelle n'est pas la satisfaction d'un oto-rhino acupuncteur — l'espèce existe — quand, en le stimulant, il voit, chez le nourrisson, le pus quitter l'oreille et couler dans l'arrière gorge, rendant inutile toute intervention chirurgicale !

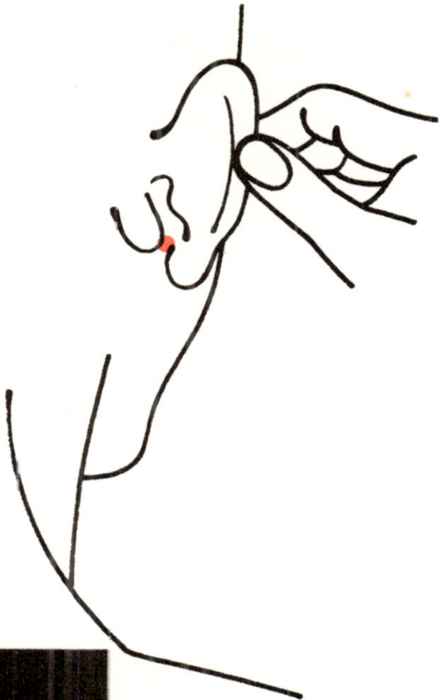

Ce point est bien
facile à trouver : il est situé juste en arrière du pavillon de l'oreille, à la pointe de l'os situé à ce niveau et qui est l'os mastoïde précisément.

Pour le repérer aisément, il faut tirer le pavillon de l'oreille vers l'avant. Il est situé juste à la pointe de l'os.

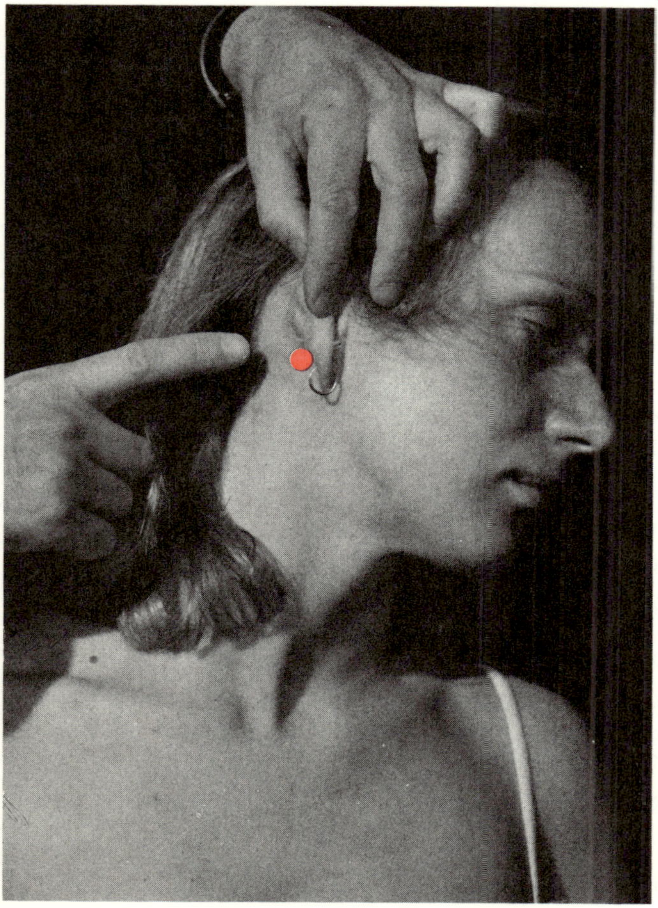

Vous avez... des palpitations

Se rend-on exactement compte de la merveilleuse machine électrique que constitue notre cœur avec ses propres centrales et ses réseaux de distribution qui font mouvoir le muscle cardiaque ? Et ces centrales débitent une énergie électrique adaptée à tout instant aux besoins de l'organisme, selon que l'on se repose, qu'on marche, qu'on court, etc. On conçoit qu'une machinerie aussi complexe puisse de temps en temps faire un faux pas, soit qu'une centrale accélère ou ralentisse hors de propos — ce qu'on appelle dans le barbare langage scientifique « tachycardie » ou « bradycardie » —, soit qu'elle déclenche un battement en dehors de son rythme régulier : c'est alors l'extra-systole.

Certes, le repérage, l'interprétation et le traitement de ces anomalies requièrent toute la science du cardiologue aidé de son classique électrocardiogramme, mais généralement le malaise est perçu au niveau du patient par le même symptôme : une ou plusieurs palpitations, c'est-à-dire une sensation de décrochement suivie d'un temps mort, parfois angoissant ; et les palpitations peuvent se répéter, durer des heures, devenir une véritable infirmité. On conçoit alors toute la gêne qu'elles peuvent apporter au patient. Aussi il est bon d'essayer de s'en soulager le plus vite possible, et il existe un point qui agit bien dans cette sorte de désordre.

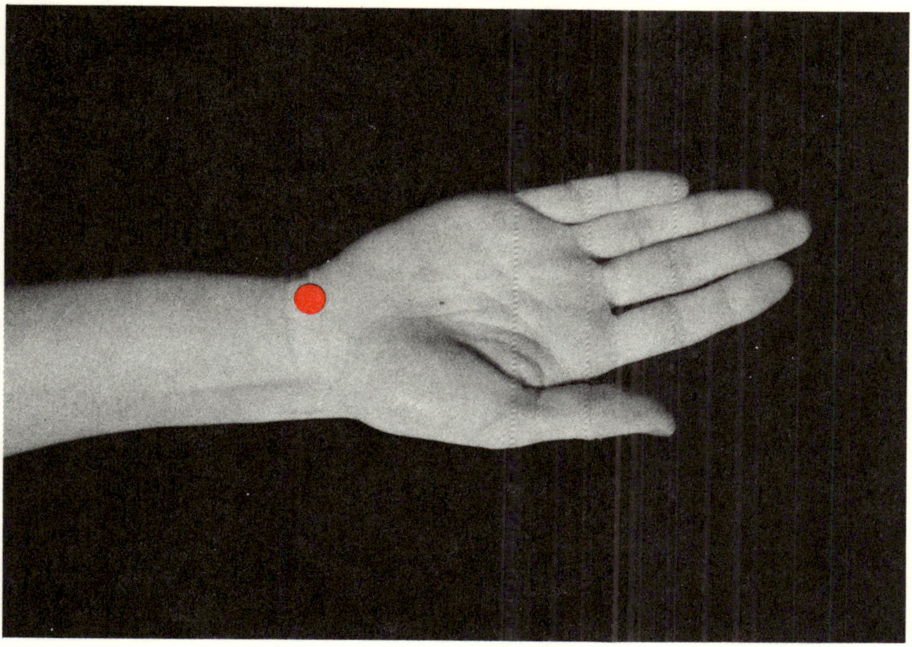

Ce point est situé en avant du poignet, sur le pli inférieur de celui-ci et du côté du petit doigt.

En prolongeant le petit doigt vers le haut, on trouve un point douloureux sur la saillie antérieure du poignet, immédiatement au-dessus du pli.

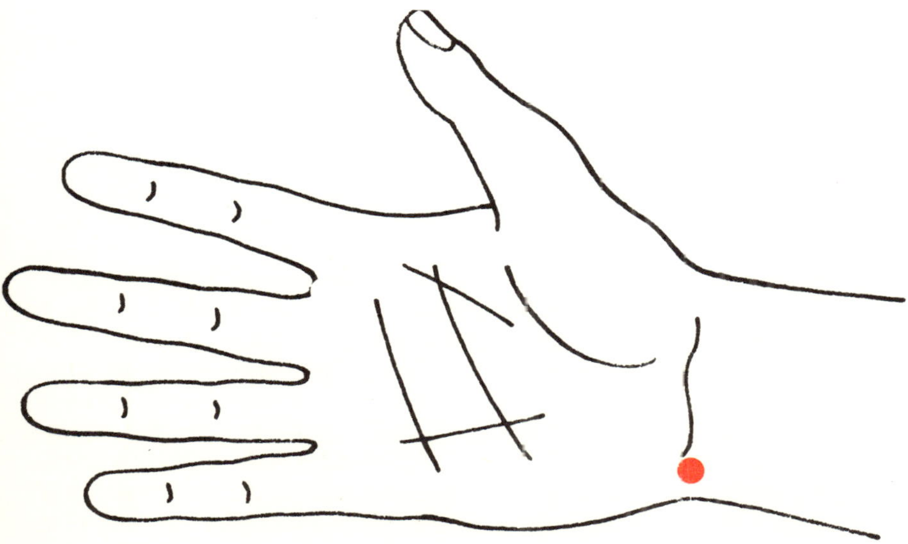

Vous avez... une douleur au pied et aux orteils

Nos pieds, nos pauvres pieds sont à longueur d'année à la peine, et bien rarement à l'honneur. Et combien ne sont-ils pas torturés à longueur d'année par les chaussures dans lesquelles on les enferme, chaussures trop étroites, mal adaptées, et surtout chez nos charmantes compagnes, chaussures qui suivent des modes aussi aberrantes qu'éphémères : après les talons aiguilles, ce sont les semelles surélevées, en attendant d'autres anomalies... Le résultat de cela se voit dix années après : le pied se déforme, le gros et le petit orteils recouvrent les autres, la voûte plantaire s'effondre ou se creuse ; des durillons, des cors, des oignons apparaissent aux points de frottements anormaux. Marcher devient un supplice, qui, petit à petit, va entraîner celles qui souffrent le plus sous le bistouri du chirurgien. Les Chinois avaient été depuis longtemps confrontés à ce problème et on connaît l'habitude néfaste que la tradition imposait aux filles : la réduction des pieds, avec toutes les douleurs que cela implique. Aussi avaient-ils la thérapeutique à côté de la pathologie ; et depuis fort longtemps, ils avaient décrit un point.

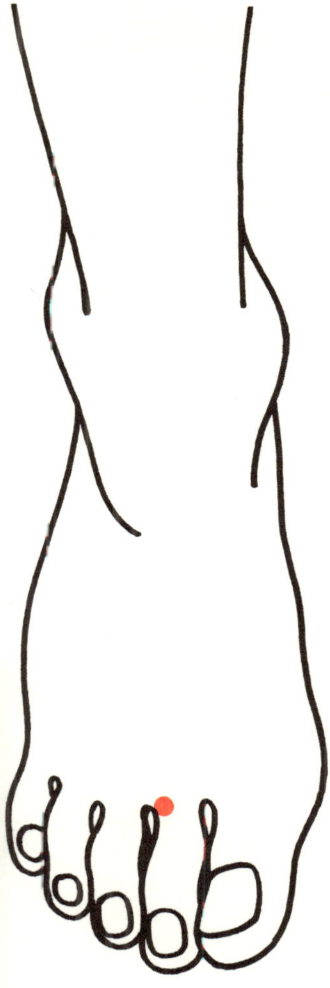

Ce point est situé sur le dos du pied, exactement à la base du deuxième orteil. Il suffit de le stimuler fortement pour se délasser des pieds douloureux.

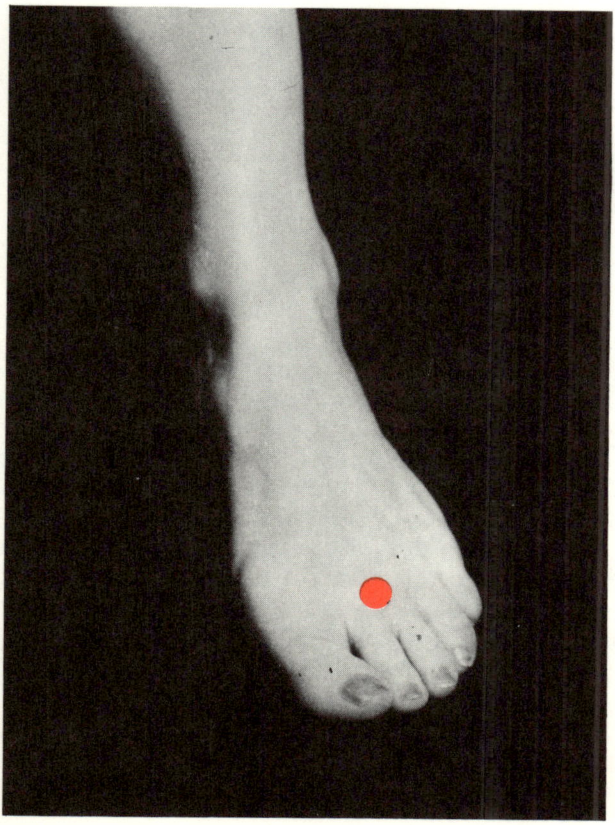

Vous avez mal... à la poitrine

Bien sûr, vous avez pu recevoir un coup, mais si la douleur est venue toute seule, méfiez-vous. C'est peut-être le cœur ou les poumons qui sont en cause. Du côté du cœur, tout le monde a à l'esprit le terrible infarctus, mais il peut y avoir aussi des douleurs de l'angine de poitrine, qui sont d'ailleurs voisines, ou de l'embolie pulmonaire qui affecte le cœur. Du côté des voies respiratoires, ce peut être la douleur d'une pleurésie, par exemple. Seul votre médecin pourra vous le dire en vous étudiant complètement. Et puis, les douleurs de poitrine peuvent ressortir de causes plus banales, quelquefois fort pénibles à supporter. Ce peut être une névralgie intercostale d'origine vertébrale ou non, et il ne faut pas oublier que la poitrine est la région d'éruption la plus fréquente de cette maladie contagieuse qu'est le zona.

En attendant, il faut se soulager.

Le point est situé en plein milieu de l'avant-bras, sur le dos de celui-ci, exactement à la moitié de la distance d'un bord à l'autre, et du coude au pli du poignet. Massez très fort. Songez qu'avec ce seul point, les chirurgiens chinois enlèvent des parties du poumon sans aucune anesthésie.

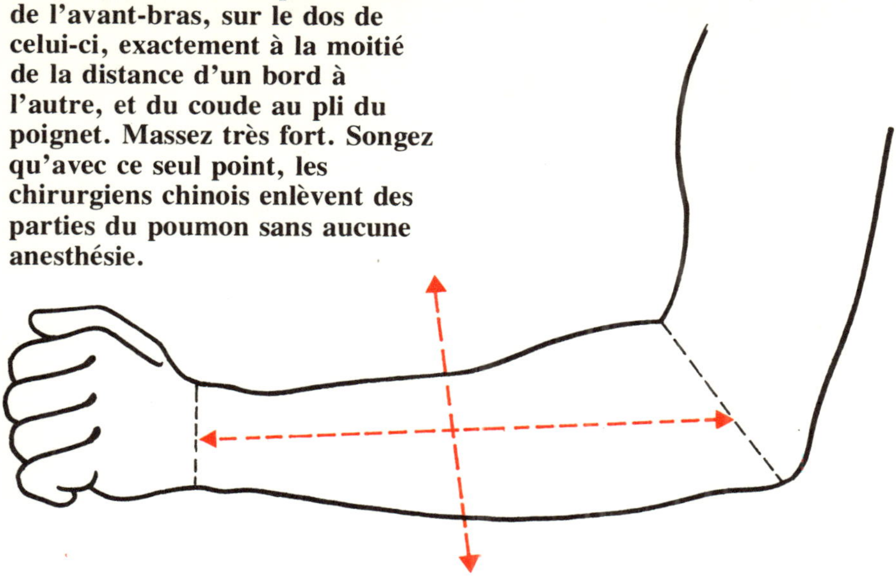

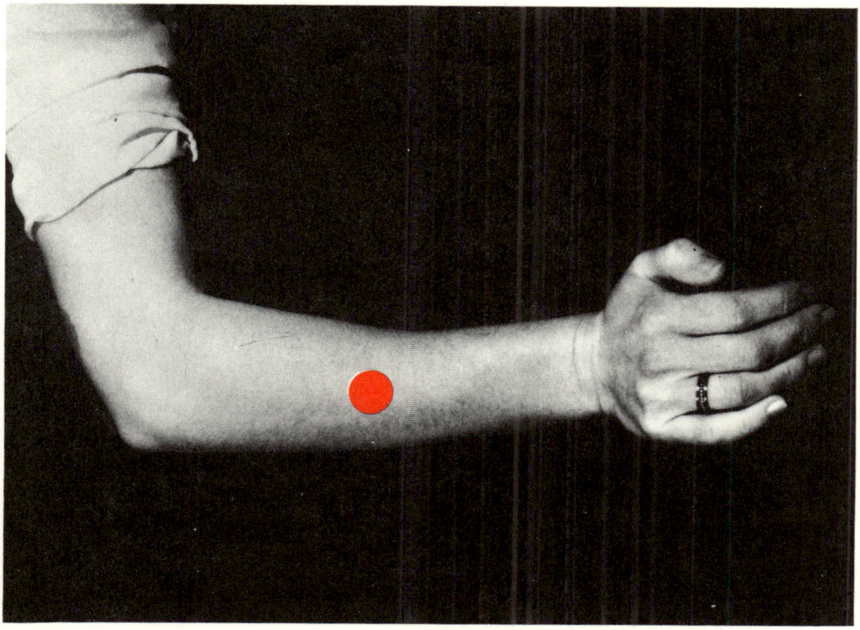

Vous avez... des règles trop abondantes, une hémorragie génitale

Il peut s'agir soit d'une hémorragie survenant entre les règles : métrorragie, soit de règles trop abondantes ou trop durables : ménorragie. Il s'agit d'un accident qui fait passer en revue toutes les maladies de la femme, depuis les règles prolongées de la jeune fille jusqu'au fibrome de la femme aux alentours de la ménopause. Et, bien sûr, seul un médecin, particulièrement un gynécologue, pourra dépister la cause exacte, parfois à un seul examen, ou déclencher les explorations nécessaires pour obtenir le diagnostic.

Mais, bien qu'elle soit souvent remarquablement tolérée, l'hémorragie génitale de la femme représente toujours une spoliation sanguine qu'il y a intérêt à faire cesser. Je dirais même que ce n'est souvent pas la quantité apparente qui fait la gravité réelle : une petite perte de sang, goutte à goutte, est pire qu'une débâcle de courte durée. D'où l'intérêt d'arrêter au plus vite le saignement pour éviter les troubles consécutifs à l'hémorragie, et d'aller ensuite voir son médecin dans des conditions confortables.

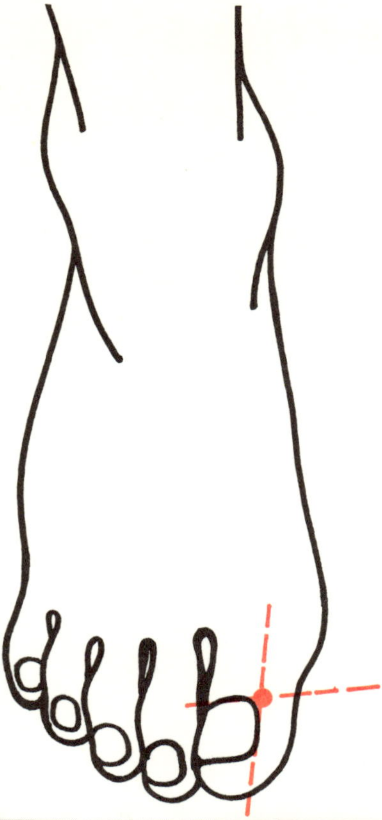

Encore une fois, c'est un point du pied, situé sur le gros orteil, dans l'angle formé par la rencontre de deux droites passant par la base de l'ongle et par son bord intérieur.

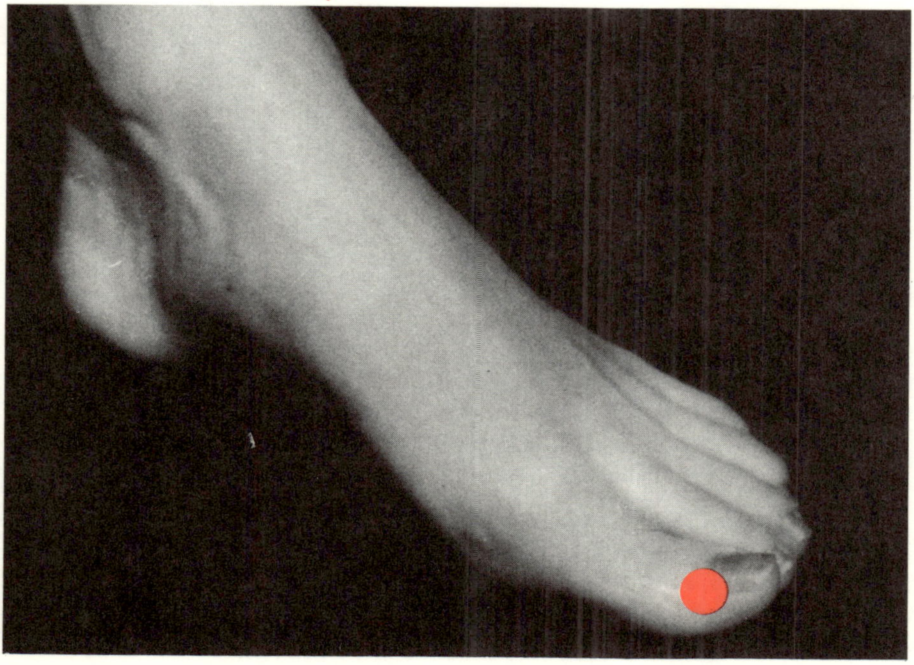

Vous avez... des règles douloureuses

Il s'agit là d'un des « empoisonnements » qui accompagnent la femme tout au long de sa vie génitale ; et quelle femme peut prétendre n'avoir pas eu de douleurs à ce moment critique ? De la petite gêne ou de la pesanteur qui accompagnent généralement les menstruations, à la crampe si violente qu'elle entraîne une perte de connaissance, tout peut se voir. En un mot, il s'agit d'une véritable infirmité temporaire, avec toutes ses conséquences sociales, familiales et professionnelles. Comme aussi, toutes les causes gynécologiques peuvent être passées en revue, depuis les troubles organiques les plus sérieux (fibromes, etc.) jusqu'aux déséquilibres les plus subtils des hormones dans lesquels la science n'a pas encore jeté toutes ses lumières.

Mais ces hautes considérations laissent assez froide l'écolière qui « loupe » un examen parce que « ça » tombe ces jours-là, ou la mondaine qui manque une sortie pour la même raison. Alors, dans tous ces cas, il faut se soulager au plus vite, et le point à utiliser est un grand point d'équilibre de toute la vie gynécologique.

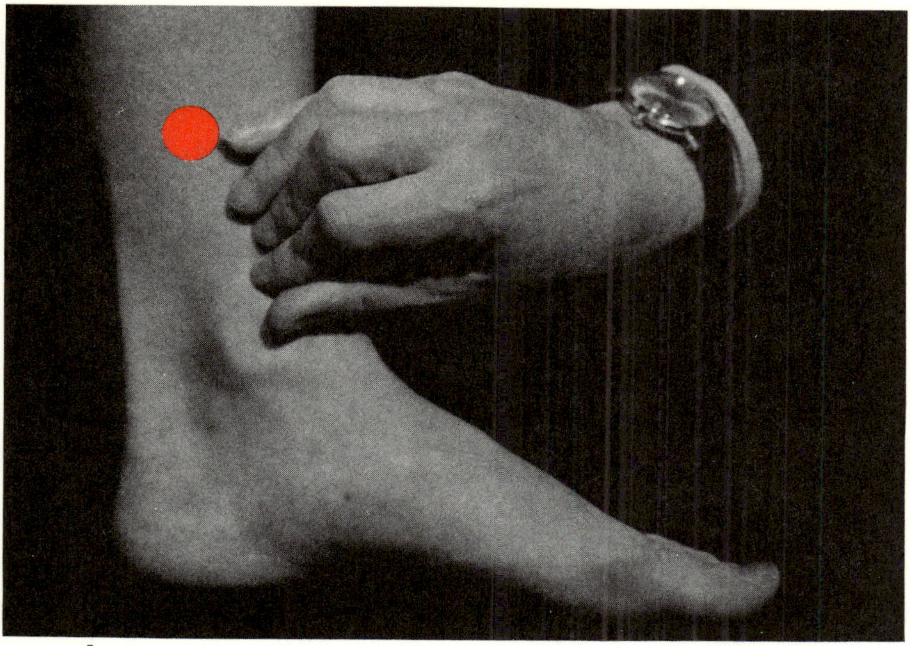

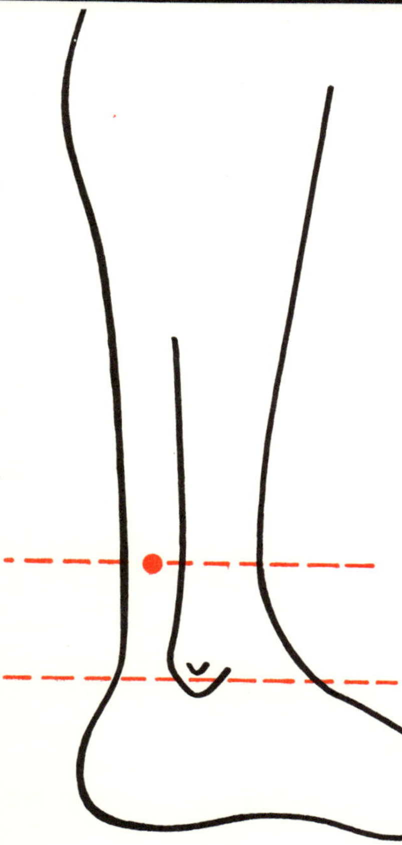

Là aussi, il s'agit d'un point du pied qui est situé à l'intérieur de la jambe, le long du bord arrière du tibia et à cinq travers de doigt au-dessus de la saillie de la cheville, et très précisément dans un petit creux de l'os que l'on sent à ce niveau.

Vous avez... une sciatique

Il s'agit là de l'une des affections les plus douloureuses que peut subir un être humain. Son nom suffit à définir son trajet puisque c'est celui-là même du nerf. Il prend naissance par plusieurs racines au niveau de la colonne vertébrale lombaire puis, les racines se réunissent en un seul tronc qui descend dans la fesse, l'arrière de la cuisse et de la jambe et se termine au niveau des orteils, le premier ou le dernier selon la racine intéressée. On sait que la sciatique est liée à la compression d'une ou de plusieurs de ces racines — soit par une hernie des disques intervertébraux selon la conception la plus classique, soit, pour certains, par un déplacement d'une vertèbre sur l'autre, pinçant de toutes les manières l'origine du nerf. Alors, bien sûr, la douleur est répercutée jusqu'au bout du pied, un peu comme un message suit une ligne télégraphique. Et, pas seulement la douleur, car lorsque le nerf est très pincé, il apparaît aussi des signes de paralysie dans la jambe ; paralysie annoncée par un fourmillement révélateur, véritable signal d'alarme des complications graves.

Bien sûr, la sciatique aiguë que nous venons de décrire — et qui survient comme le lumbago, pour les mêmes raisons, à la suite d'un effort violent en mauvaise position —, peut parfaitement guérir au bout d'un temps plus ou moins long, mais elle peut aussi récidiver et faire du malade un infirme à éclipses.

On utilise de grands moyens pour lutter contre la sciatique : calmants majeurs, infiltrations, parfois même intervention chirurgicale, si, toutefois, une manipulation bien faite n'a pas permis de décoincer la racine nerveuse comprimée.

Mais, en attendant tout cela, le massage des points d'acupuncture peut entraîner une amélioration appréciable : d'abord les points douloureux qu'on trouve sur le trajet du nerf.

Et puis un point plus spécifique, valable d'ailleurs pour toutes les douleurs du membre inférieur.

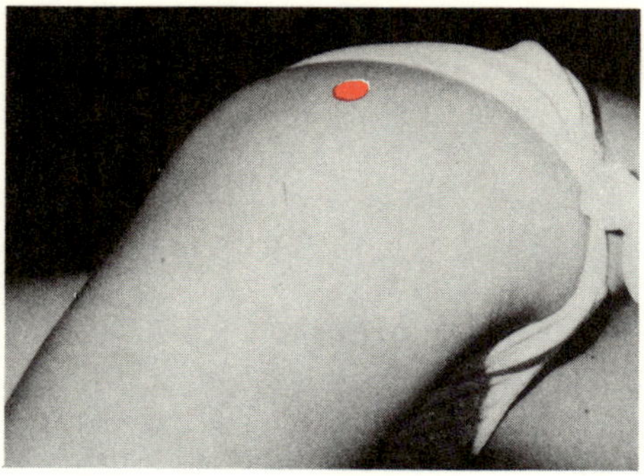

Ce point est situé sur la face extérieure de la fesse, en arrière du renflement que fait à ce niveau le gros os de la cuisse : le fémur, et qui s'appelle, en terme scientifique, le « trochanter », comme on le voit ci-contre.

Un bon moyen pour trouver ce point : coucher le malade sur le côté sain, jambe malade à demi fléchie, accrocher avec ses quatre derniers doigts le haut de la crête iliaque.

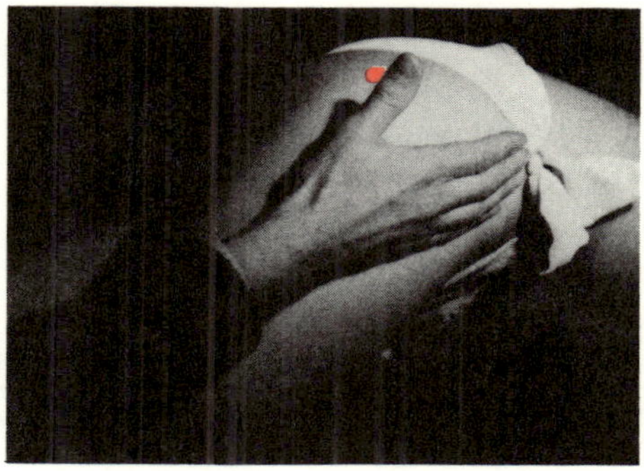

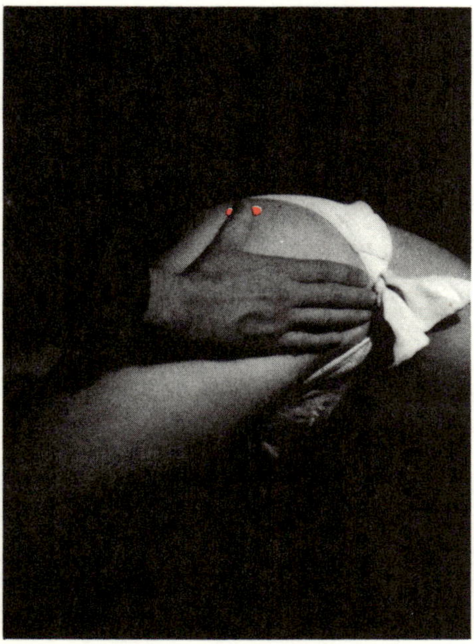

Le pouce, placé à angle droit par rapport aux autres doigts, indique en se rabattant sur la face l'emplacement exact du point.

Vous avez... une douleur au sein

Le sein, merveilleuse parure de la femme a-t-on dit, mais aussi organe fragile exposé à tous les mauvais coups, à toutes les mauvaises maladies. Quelle femme ne vit pas dans la hantise du terrible cancer, et ne se palpe pas devant un miroir tous les jours en redoutant de trouver la boule qui fait si peur ? Ceci d'autant plus qu'elle ressent une douleur. Or, chacun sait bien que ce n'est pas parce qu'un sein fait mal qu'il est forcément dangereux. Les seins subissent, en outre, les coups de bélier du cycle menstruel, gonflent et dégonflent plus ou moins selon les personnes avec les mouvements sanguins. Et tout cela fait mal comme font mal les inflammations, les mammites, les petits kystes qui se rencontrent si fréquemment aux alentours de la ménopause ; et puis aussi les montées de lait de la nourrice sont souvent douloureuses.

Certes, lorsqu'il y a quelque chose d'anormal dans le sein, il faut être vigilant et consulter son médecin ou un gynécologue, mais il n'est jamais interdit de soulager la douleur sans le moindre traumatisme avec des points qui sont d'ailleurs situés à distance.

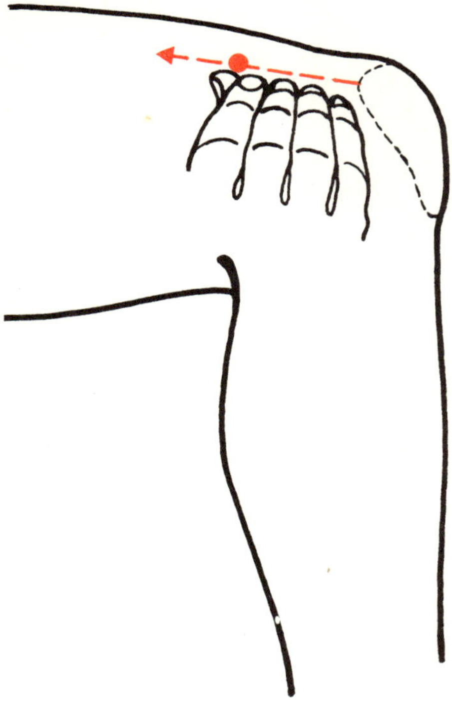

Ces points sont au nombre de deux : le premier est sur la cuisse, en avant de celle-ci, et pour le trouver aisément, il faut placer sa main au-dessus du genou, le petit doigt étant situé sur l'angle supérieur et extérieur de la rotule, le pouce vient indiquer le point considéré.

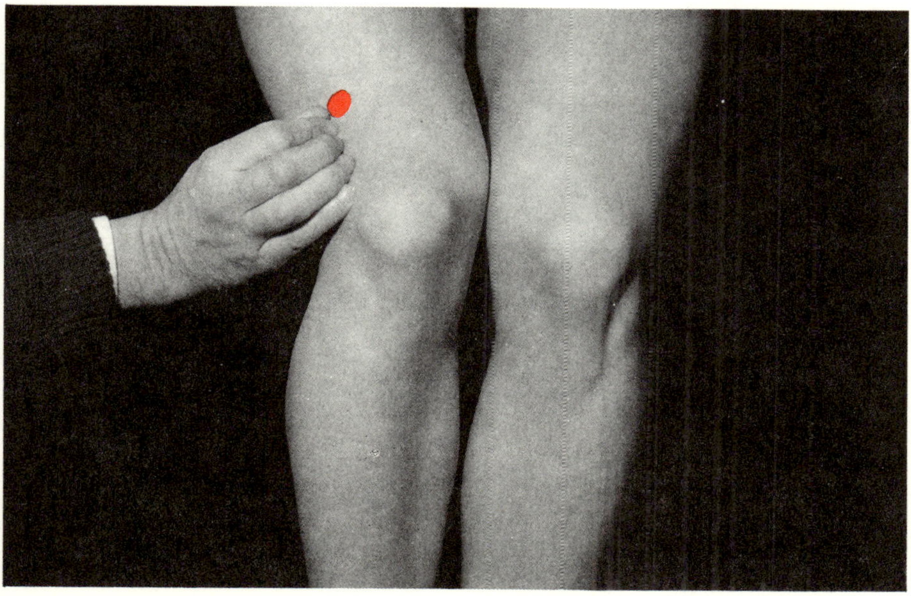

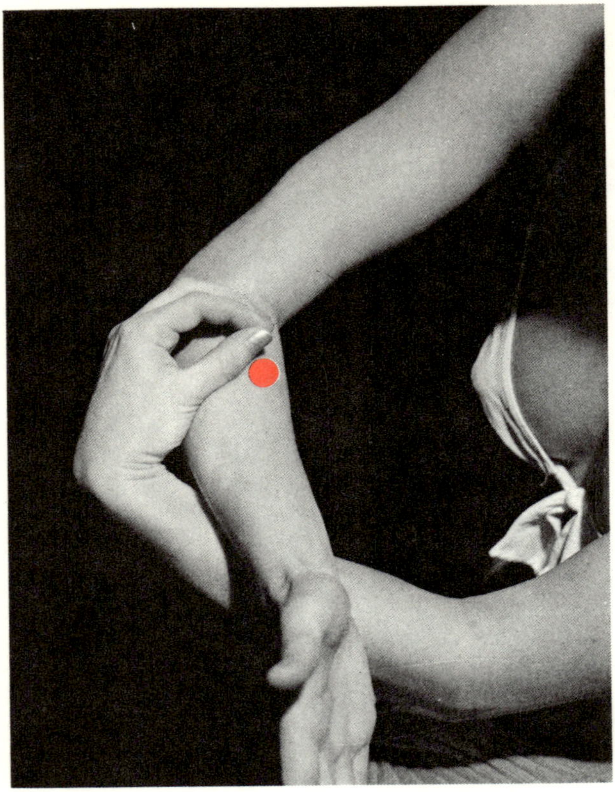

Le deuxième point est situé sur le bras : on plie à moitié l'avant-bras sur le bras. Le pli antérieur de flexion se dessine aisément, et c'est à trois travers de doigt au-dessous de celui-ci qu'on rencontre le deuxième point à stimuler.

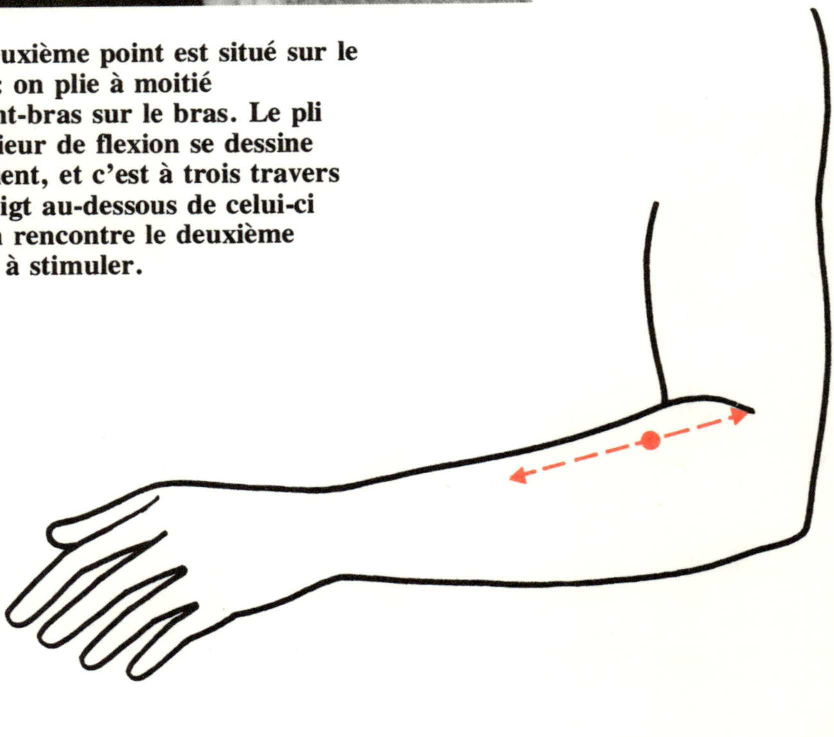

Acupuncture et... sexualité

Il y a assez peu de temps que la recherche occidentale s'est intéressée à la sexualité, sujet jusque-là « tabou ». Mais peut-être y met-elle quelque excès en en faisant — derrière Freud — la source de la vie psychique et de ses dérèglements.

Pour les Chinois, l'énergie sexuelle est une des composantes de l'énergie humaine, avec la nourriture et l'air inspiré, et constitue un des « ateliers » qui élaborent la force vitale. C'est ainsi que le maintien en forme de cette énergie ne revêt pas pour les Chinois que le caractère d'un passe-temps agréable mais aussi d'une nécessité impérieuse.

Traiter... l'impuissance masculine

N'est-ce point l'illustration même de la pensée chinoise que de voir tant de facteurs intervenir dans l'impuissance masculine ? Il peut y avoir à son origine une malformation de l'appareil génital, ou une infection grave. Mais beaucoup plus souvent, de nos jours, il s'agit d'un état d'épuisement à la fois physique et psychologique lié aux multiples pollutions : absence de soleil, ou plutôt filtration des ultra-violets par l'air pollué, et plus encore la vie moderne qui exige des hommes des conditions de travail qui absorbent toutes leurs énergies et ne leur laissent pas le temps de penser... à autre chose. Il n'est qu'à voir combien de ces impuissances sont heureusement réversibles en vacances, quand la disponibilité est plus grande.

Et pour éviter les « échecs » temporaires, en même temps que pour traiter au fond ce problème, il existe deux points :

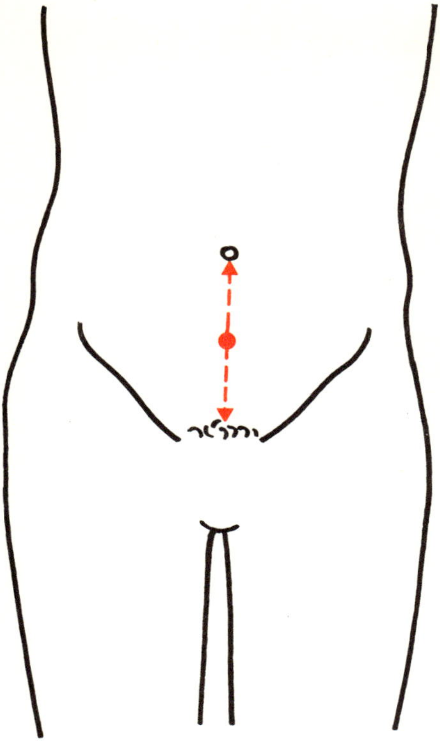

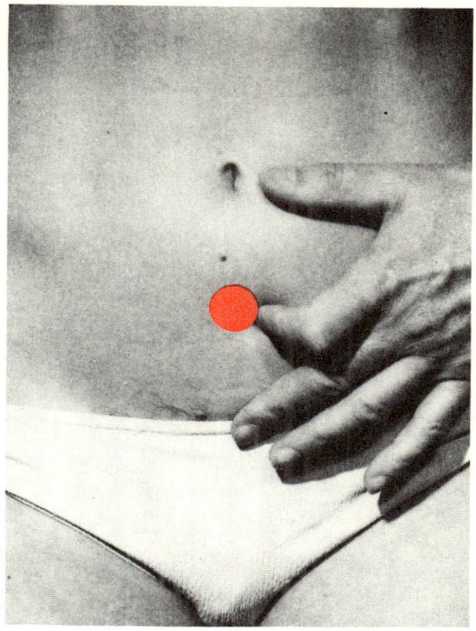

Le premier point est situé sur le ventre :
— exactement sur la ligne médiane
— à mi-chemin entre le nombril et le pubis.

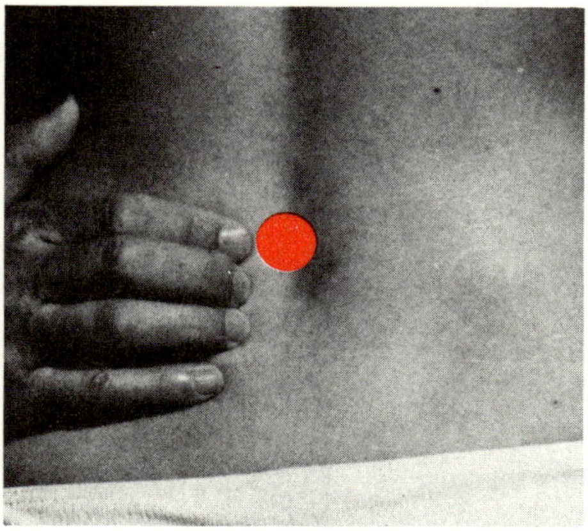

Le second point se trouve en arrière :
— sur la colonne vertébrale
— à quatre doigts au-dessus du renflement que fait ce gros os : Le sacrum

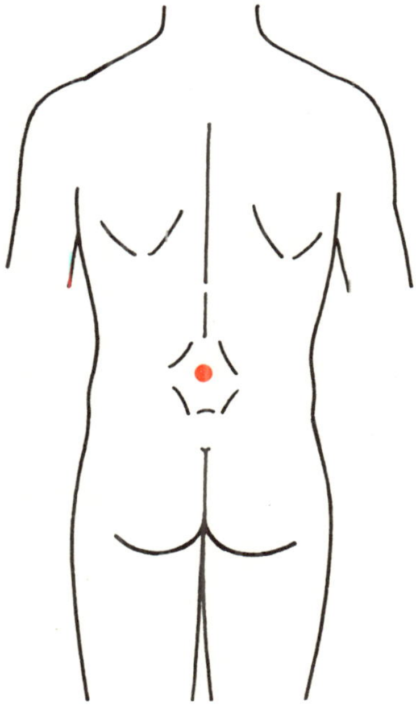

Traiter… la frigidité féminine et la stérilité

Problème corollaire ; pendant de l'impuissance masculine, la frigidité dépasse, dans la pensée chinoise, le simple, quoique déjà grave, problème de l'incapacité à ressentir le plaisir sexuel.

Pour les Chinois, frigidité est synonyme de stérilité affectant l'individu simultanément dans sa possibilité de reproduction.

Quelle que soit l'opinion que l'on ait de cette conception :

Les points indiqués dans les deux cas sont les mêmes. Il y en a deux principaux :
— l'un à la jambe,
— l'autre dans le creux de la main.

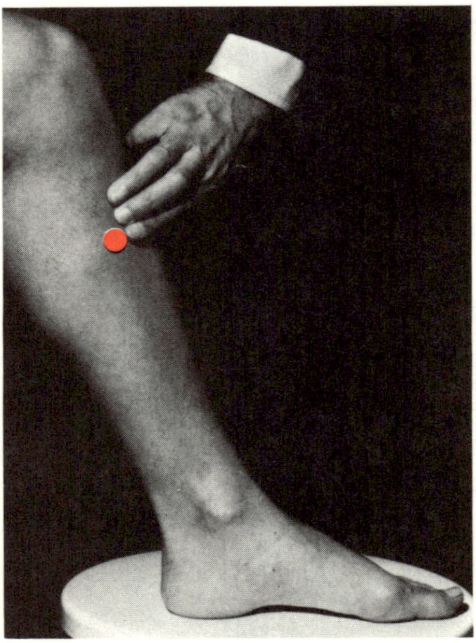

Pour trouver le premier point qui est situé sur le côté intérieur de la jambe, il faut repérer le gros os : le tibia près du genou. En descendant le long de son bord arrière, on rencontre un angle et c'est à trois doigts au-dessous de celui-ci.

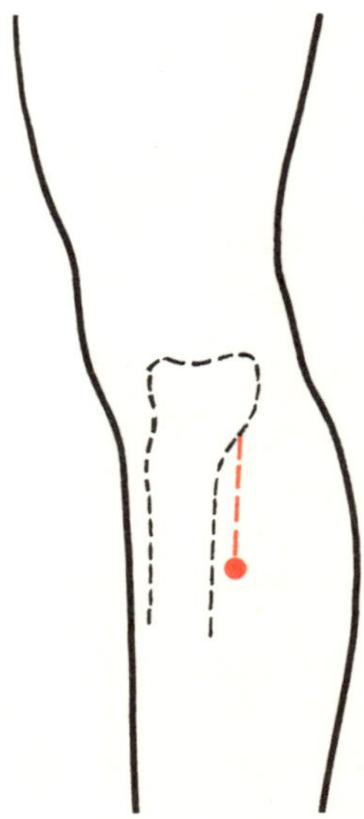

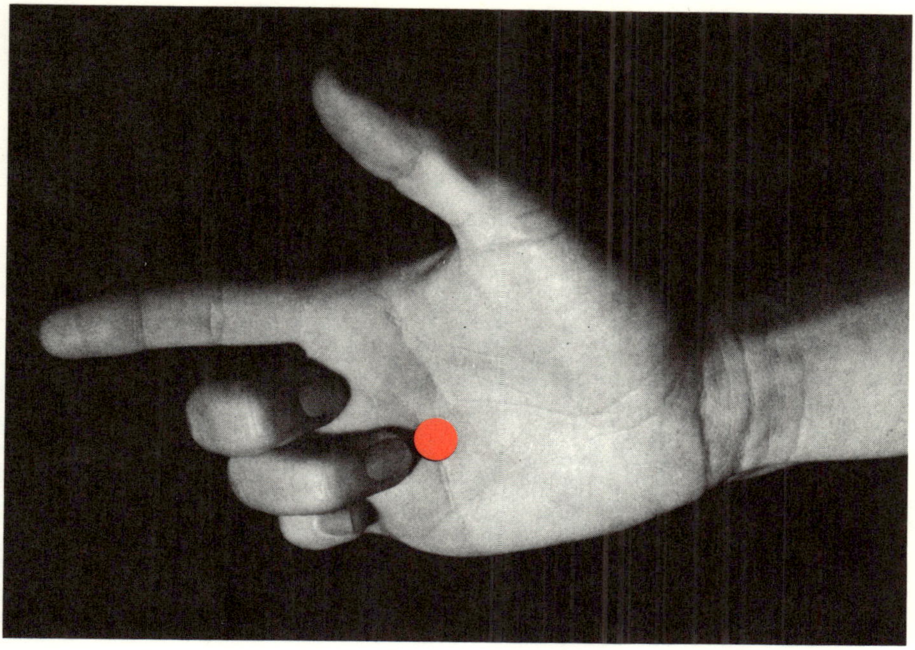

De même, en ce qui concerne la main, le point est aisé à reconnaître :

Il est dans la paume indiqué par l'auriculaire replié à la jonction de la « ligne de tête ».

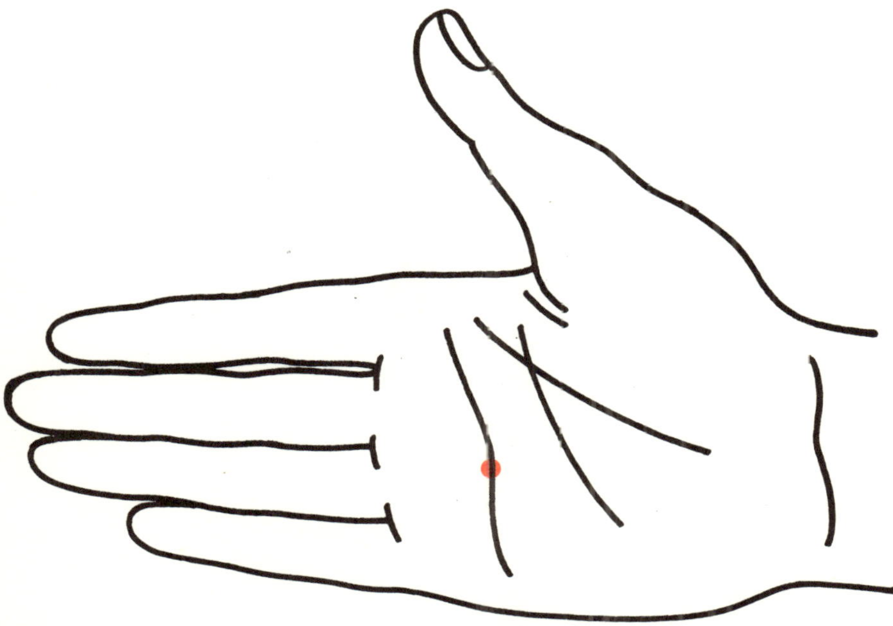

Vous êtes sur le point... de vous trouver mal, d'avoir une syncope

... ou quelqu'un se trouve mal à côté de vous et, certes, il y a des causes multiples à la perte de connaissance ou syncope. Les unes sont graves et du ressort du médecin, comme le sont les causes cardiaques. Mais, dans la majorité des cas, on se trouve en présence d'une situation moins dramatique. On peut se trouver mal à la suite d'une douleur physique intense d'apparition brutale telle qu'une colique néphrétique ou, hélas, un infarctus du myocarde. On peut se trouver mal à la suite d'un choc moral ou bien alors à la suite de cette maladie qui est si répandue dans les grandes villes, tellement répandue qu'elle est la plus mal connue : la tétanie, qui frappe les gens, en général, aux alentours du printemps et de l'automne par manque de calcium sanguin. Il y a des troubles de la conduction nerveuse, et cela peut se traduire, entre autres choses, par une perte de connaissance survenant en fin de matinée ou en début d'après-midi.

Quoi qu'il en soit, devant cette situation, il faut aller vite.

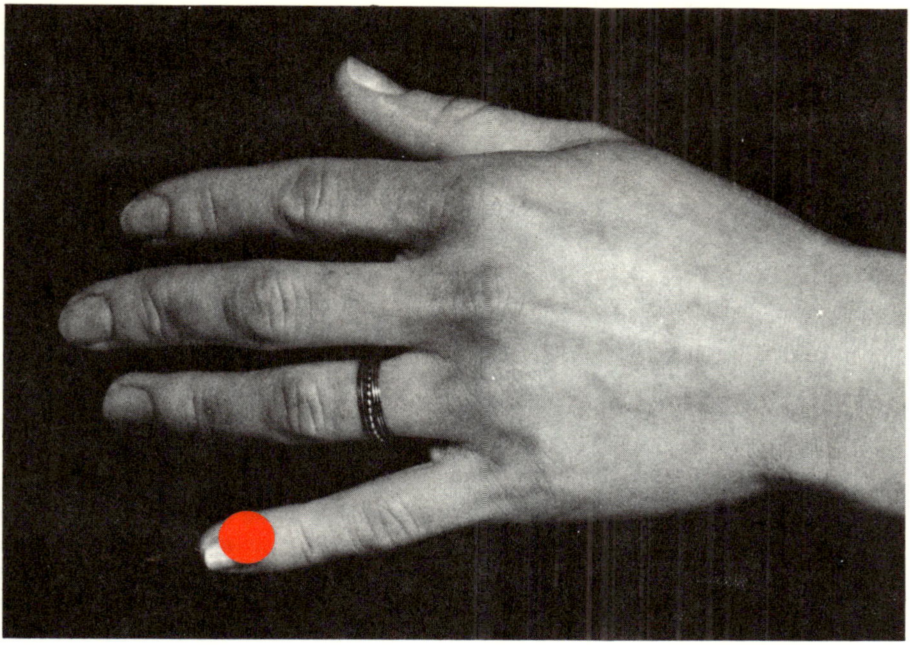

Le point, ou plus exactement les deux points intéressant la perte de connaissance sont situés sur les petits doigts, du côté qui regarde l'annulaire. Pour les repérer exactement, on tire une ligne le long de la base de l'ongle ; on en tire une deuxième le long du bord de l'ongle qui regarde l'annulaire. Ces deux lignes se rejoignent en formant un angle droit dont le sommet est le point.

Tout cela est repéré en un clin d'œil et il faut masser très énergiquement ces deux points et, s'il s'agit de vous-même, vous pouvez vous masser ces mêmes points par le pouce replié.

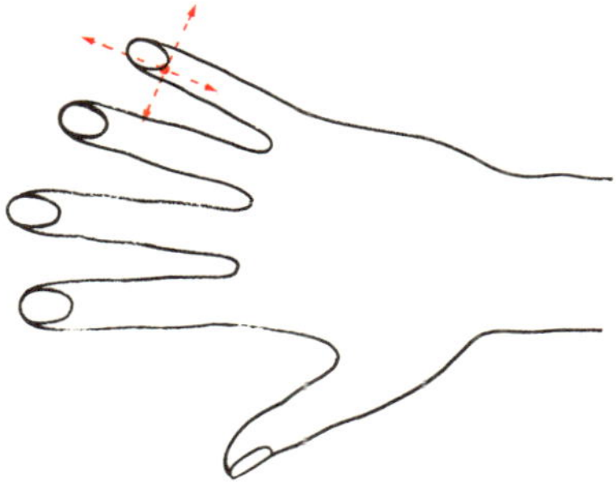

En massant fortement, on voit le sujet émerger rapidement de son trouble et éviter la perte de connaissance complète.

Réanimez-vous vite pour lire la suite.

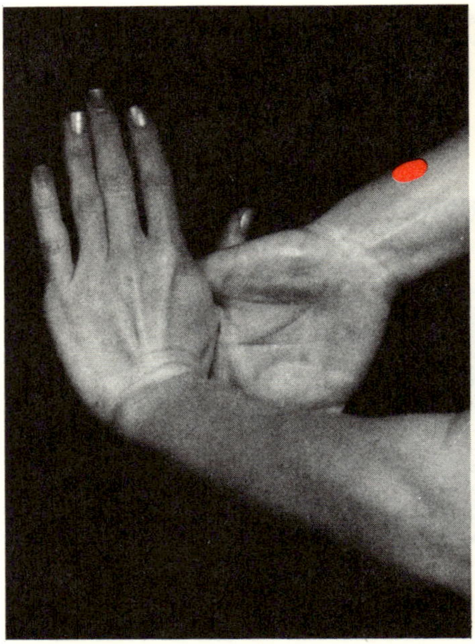

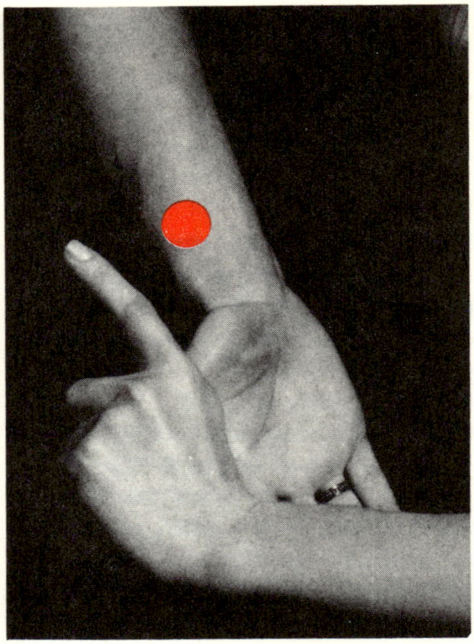

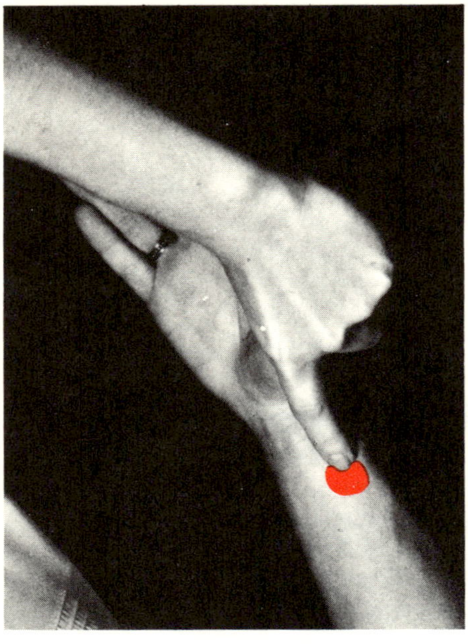

ATTENTION, C'EST IMPORTANT : quand on a mal à tout le front, on stimule le point des deux poignets. Si on a mal à une seule tempe, le point est à masser du côté opposé : mal de tête à droite, poignet gauche, mal de tête à gauche, poignet droit.

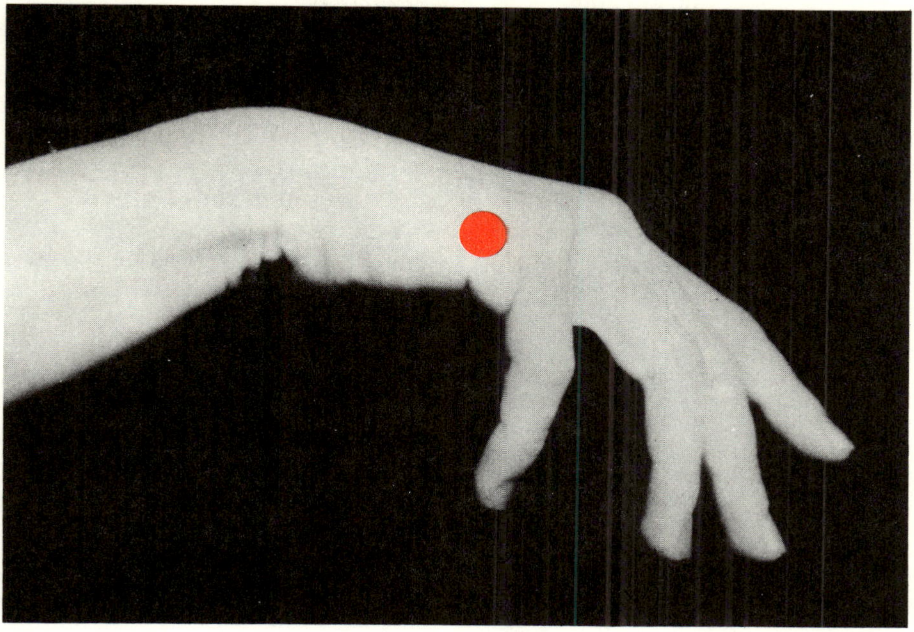

2° VOUS AVEZ UN MAL DE TÊTE DANS LA NUQUE ET À L'OCCIPUT :

le point essentiel est situé là encore à la main, mais sur le bord externe, celui qui prolonge le petit doigt vers le haut. Vous pliez à moitié la main, et vous voyez se dessiner le grand pli connu sous le nom de « ligne de tête » ; votre doigt le prolonge après son extrémité sur le côté de la main, et vous sentez l'os qui est le cinquième métatarsien. Vous avez, d'ailleurs, généralement, une petite sensation douloureuse en appuyant à ce niveau. Et c'est là qu'il faut masser.

Attention, il s'agit également d'un point à action croisée : vous traitez la main droite lorsque vous avez mal dans la nuque à gauche, et vice versa à gauche quand vous avez mal dans la nuque à droite.

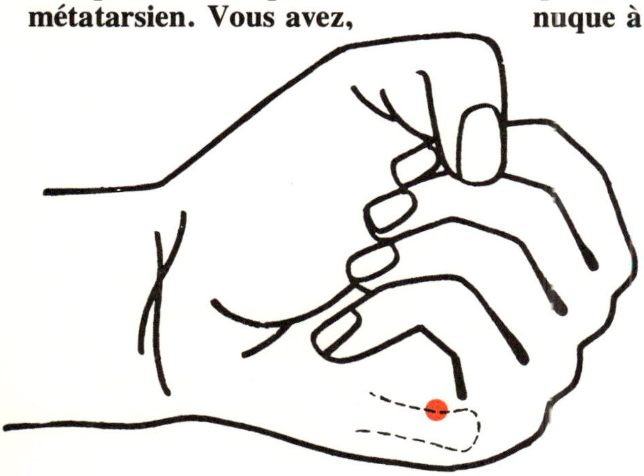

3° VOUS AVEZ UN MAL DE TÊTE SUR LE CRÂNE, OU ENCORE VOUS AVEZ UN MAL DE TÊTE GLOBAL, VOUS SOUFFREZ DANS TOUTE LA TÊTE.

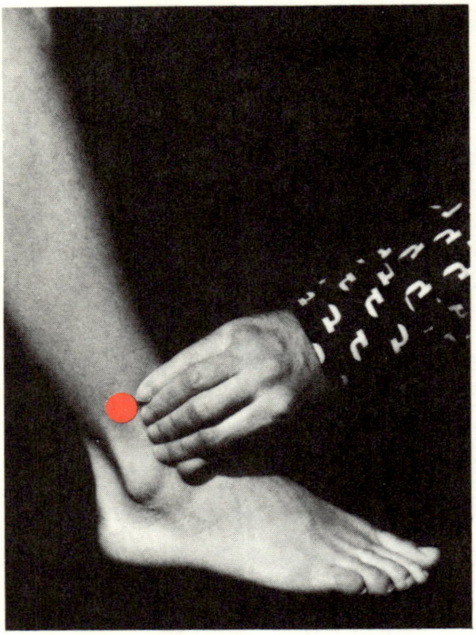

Et bien, pour traiter cette variété de migraine, vous pouvez utiliser successivement tous les points qui ont été cités précédemment, dans les différentes variétés de maux de tête, PLUS LE POINT DIT DE « VÉSICULE ». Celui-ci, rappelons-le, est situé au bas de la jambe, sur la face extérieure, dans un petit creux sensible, sur le devant de cet os long et mince : le péroné. Comment le trouver plus exactement ? Les cinq doigts serrés ; vous appliquez le bout du petit doigt sur la partie la plus saillante de l'os de la cheville, les doigts viennent s'appliquer l'un après l'autre sur le devant du péroné, et le pouce désigne ce point.

Massez, là encore, ce point aux deux jambes avec vos mains croisées : main droite sur la jambe gauche, et main gauche sur la jambe droite.

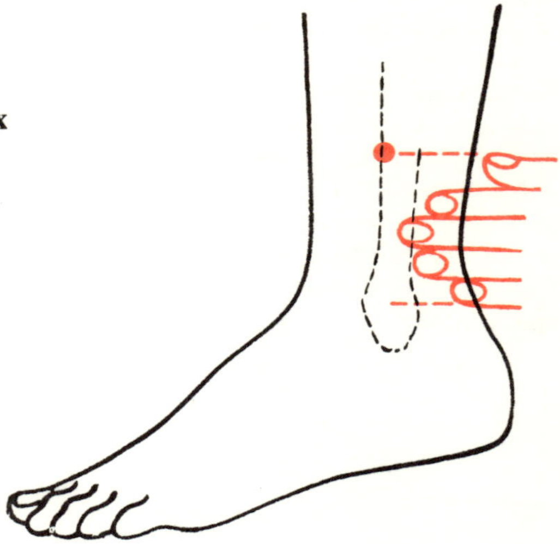

Un dernier mot en ce qui concerne les maux de tête. Dans cette variété d'affections, pour les Chinois, le rôle et l'action de l'acupuncture sont tellement importants que les médecins chinois traditionnels considèrent que son échec implique un diagnostic de tumeur du cerveau. C'est dire s'ils apportent au traitement par l'acupuncture un intérêt et une efficacité exceptionnels.

Vous avez... le trac

Le mal de l'étudiant devant sa feuille blanche, du chanteur qui apparaît sur la scène, du prédicateur en chaire ou du conférencier derrière son bureau... La gorge qui se noue, les tempes qui battent, la bouche qui se dessèche et n'émet plus un son... Tout le monde a peu ou prou connu le trac. Tout le monde en a souffert, mais pour certains c'est vraiment une maladie qui inhibe tous les actes de la vie, qui fait de la moindre démarche un enfer. Combien de vocations ont tourné court, combien de situations ont été perdues à cause du trac ! Il n'en est que plus précieux d'avoir un procédé pratique et un point vraiment sous la main pour lutter contre ces effets.

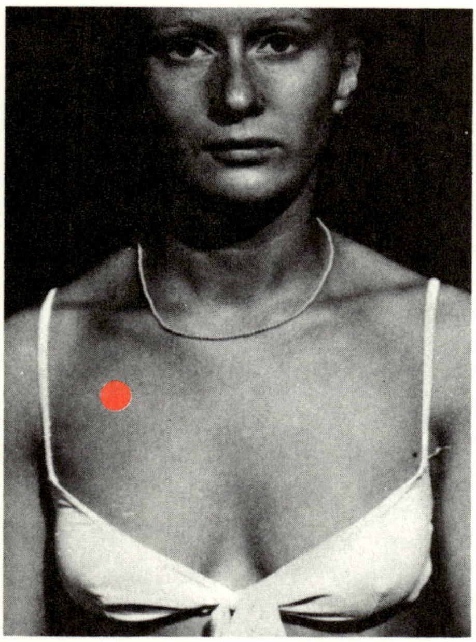

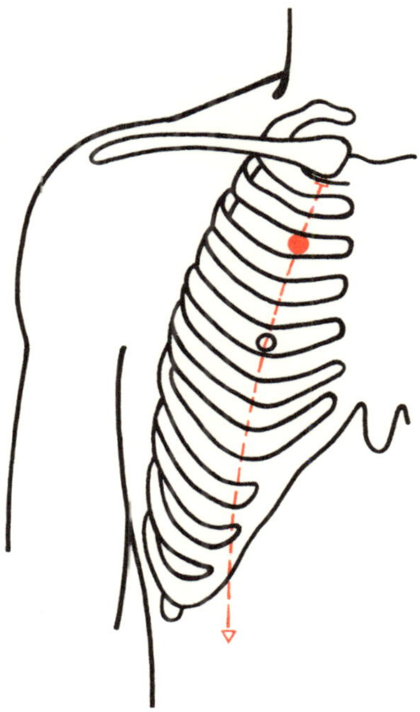

Ce point, qui est également le point des chocs moraux et physiques, peut être poncturé ou stimulé même à travers des vêtements. Il est situé sur le côté droit de la poitrine, en avant, à quatre travers de doigt au-dessus du mamelon droit ; il est dans le deuxième espace intercostal sur la ligne mamelonnaire. On le stimule fortement et on sent les sueurs froides se dissiper.

Vous avez... des vers intestinaux

Voilà qui peut paraître invraisemblable ! Comment, avec une stimulation de petits points situés à la surface de la peau, peut-on espérer débarrasser l'organisme de ces indésirables habitants du gros intestin : les vers ?

Et pourtant, la tradition chinoise enseigne, et l'expérience pratique confirme chez le médecin acupuncteur, l'excellence du traitement dans ce cas particulier. Devant de tels résultats, on est à nouveau obligé de se poser la question de savoir comment chose pareille est possible. Car on se doute bien qu'on ne pique pas les vers dans le ventre avec les petites aiguilles !

Comment donc agit l'acupuncture en profondeur ?

On pourrait penser que la stimulation déclenche des contractions intestinales qui expulsent les vers. Mais, ni l'expérience clinique, ni les enregistrements des mouvements de l'intestin ne montrent rien de tel. On est donc réduit à penser que c'est le milieu intestinal lui-même qui modifie l'excitation du point en rendant en quelque sorte la vie impossible aux parasites. D'ailleurs, l'auteur de ces lignes a pu observer parfois, également en utilisant le même point, la disparition de mycoses cutanées (c'est-à-dire d'atteintes de la peau par les champignons).

Ce point modifierait donc partout, en les exaltant, les moyens de défense de l'organisme contre les parasites.

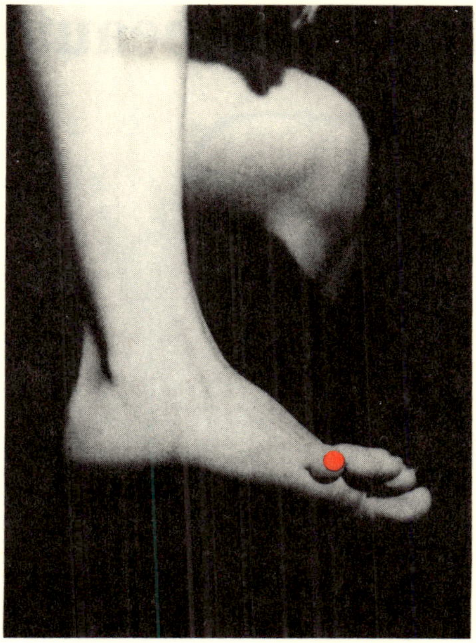

Voici la localisation du point :

au bout du petit orteil, à l'intersection des deux lignes passant par la base et le côté extérieur de l'ongle.

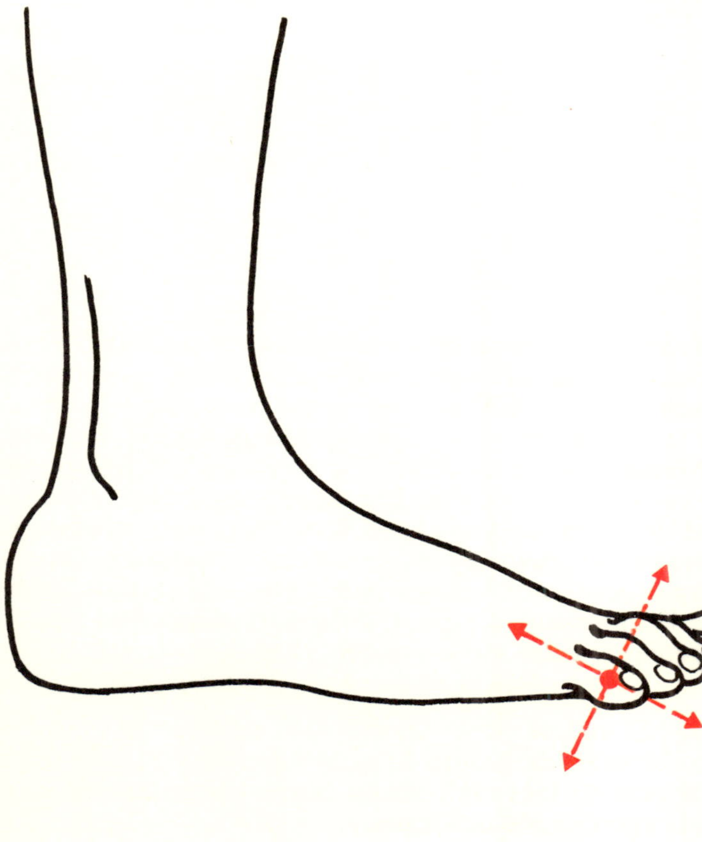

Vous avez... des vomissements

Les vomissements sont parfois chose à respecter lorsqu'ils permettent l'évacuation de produits toxiques ou d'aliments avariés qui risquent, en passant la barrière gastrique, d'abîmer plus profondément l'organisme. Mais les vomissements, sans parler de leur désagrément, peuvent être, dans certains cas, un péril véritable pour la santé et même la vie de la personne atteinte par la perte de liquide et de sels minéraux qu'ils entraînent. Aussi, le plus souvent, il vaut mieux arrêter un symptôme dangereux, susceptible d'aggraver la maladie ; et même si, loin de ces cas extrêmes, nous payons la dette d'un « bon gueuleton » ou de libations excessives, il est bon d'intervenir pour éviter le moment où l'estomac, enfin vidé, continue de se contracter pour ainsi dire « à sec » n'éliminant plus que quelques glaires acides, parfois sanguinolentes.

Un point d'acupuncture est susceptible d'y remédier.

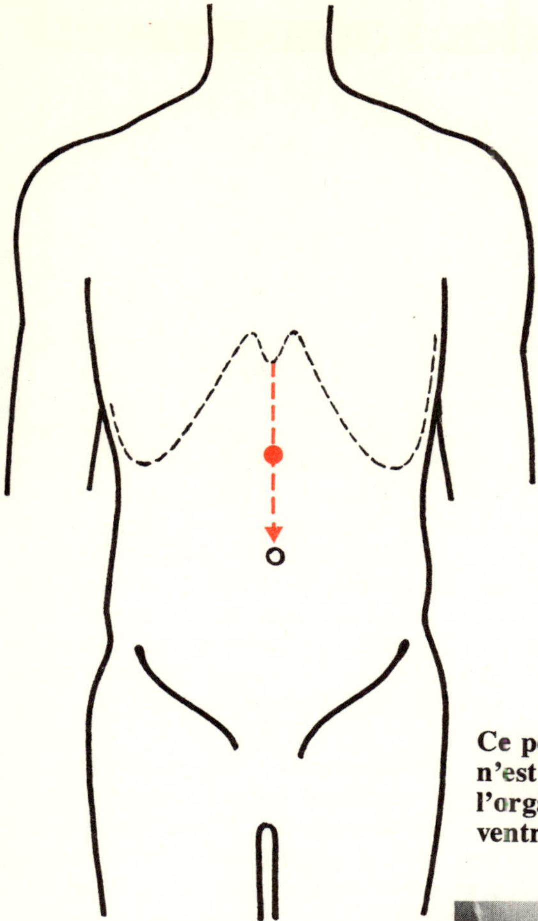

Ce point est situé — une fois n'est pas coutume — non loin de l'organe à traiter, sur la paroi du ventre :

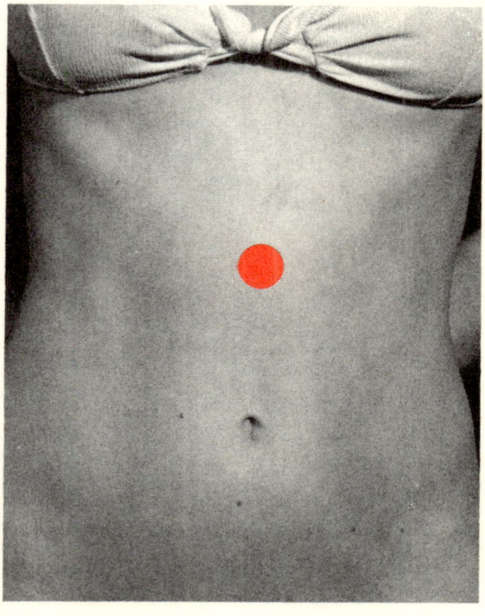

sur la ligne médiane, à mi-hauteur entre le nombril et la pointe de cet os qui ferme la poitrine en avant : le sternum.

Vous avez... mal aux yeux

Il y a bien des raisons d'avoir mal aux yeux : un choc, un grain de poussière dans l'œil, une infection telle que la conjonctivite, etc. Et puis, il y aussi des maladies infiniment plus graves : l'iritis, le glaucome, pour ne citer que les principales, qui mettent en péril l'œil et la vision. C'est bien pour cela qu'il faut se méfier toujours terriblement d'un œil douloureux, et qu'il convient de voir au plus vite le médecin traitant ou l'ophtalmologiste. Celui-ci sera à même d'examiner avec soin tous les éléments de l'œil malade, en particulier le fond de l'œil où se trouve la rétine, le nerf qui recueille les images visuelles pour les transmettre au cerveau ; il prendra aussi la tension de l'œil. L'hypertension signifie le glaucome, et celui-ci peut abolir la vision en quelques heures. Mais, en attendant, on souffre, on n'y voit goutte car l'autre œil, par réflexe, se ferme lui aussi. Or, il y a un point qui soulage rapidement.

Ce point est situé précisément tout près de l'œil, mais de l'œil sain ; c'est un point qui a une action croisée. Il se trouve exactement dans l'angle interne de chaque œil. Il faut masser très fort le point gauche pour traiter l'œil droit et vice versa. Bien entendu, si les deux yeux sont enflammés, on utilisera simultanément les deux points.

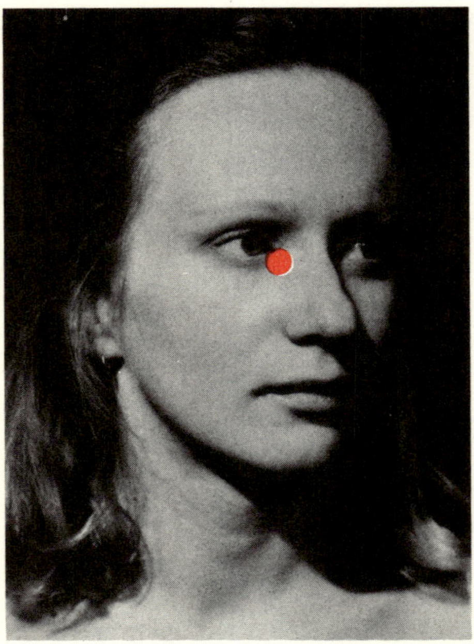

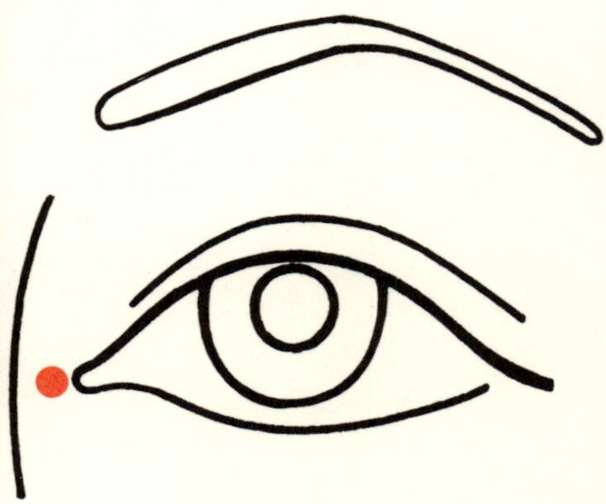

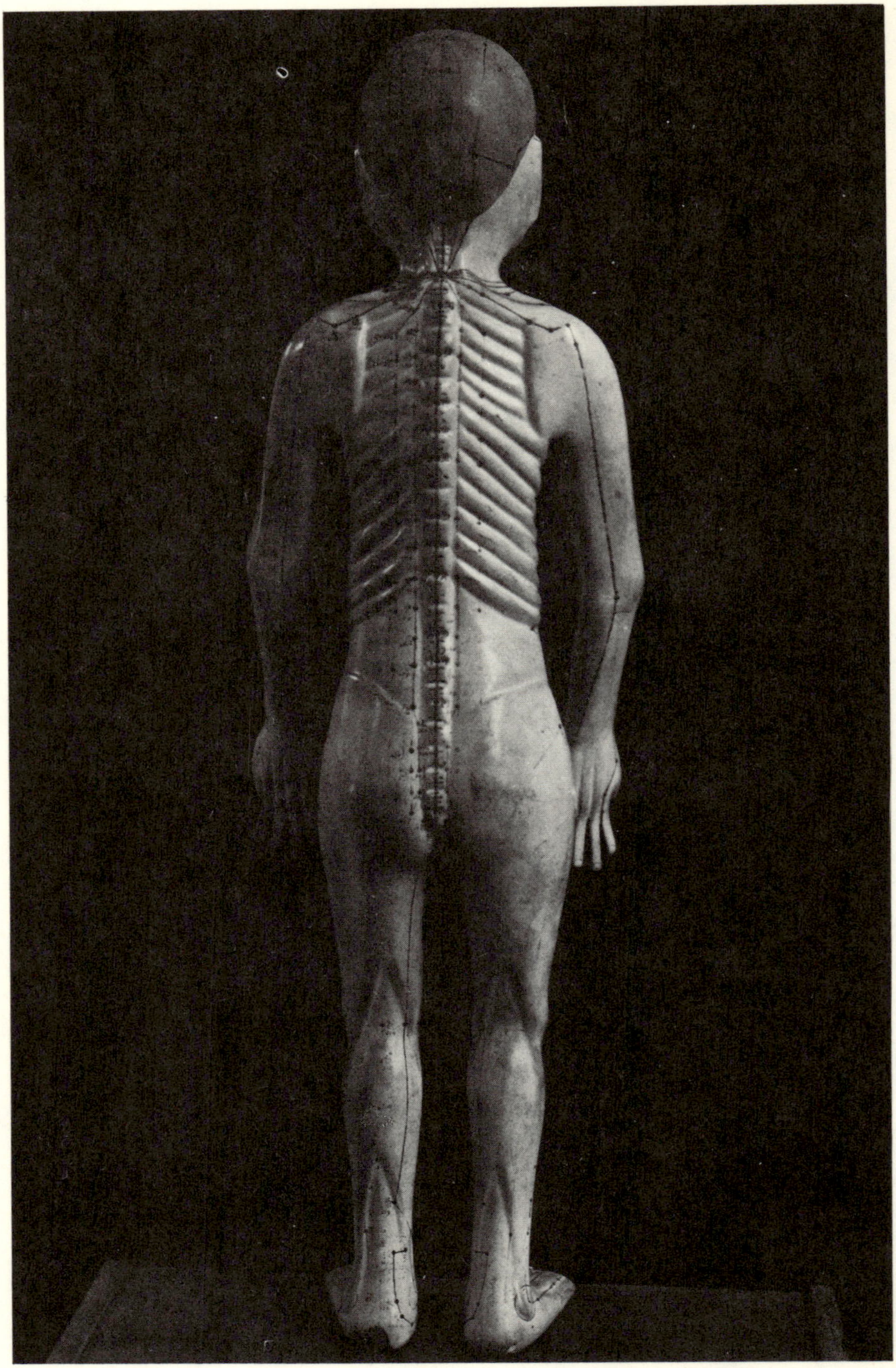

photo Roger Viollet

Médecine japonaise : poupée pour l'acupuncture (vue de dos)

Explications scientifiques

Mécanismes d'action au niveau de la peau

Y a-t-il des preuves scientifiques de l'action de l'acupuncture ? Cette question, on l'entend poser souvent par des malades, par les médecins parfois goguenards, par les simples curieux. Et certes on pouvait toujours arguer de l'existence de résultats thérapeutiques impressionnants, souvent inattendus. Mais un résultat thérapeutique est toujours quelque chose de discuté. On a souvent dit que ces résultats ne pouvaient être que le fruit de l'imagination, ou bien que, du fait de sa présence, le médecin acupuncteur réalisait une sorte de dépendance qui persuadait le sujet lui-même des bons résultats de la méthode ; en somme, comme on dit maintenant d'une façon un peu plus scientifique, on ne faisait avec l'acupuncture qu'un effet « placebo ». Aussi on peut dire que, dès que l'acupuncture est apparue en Occident, les médecins qui s'y sont intéressés se sont acharnés à découvrir des preuves scientifiques de l'action de l'acupuncture, et nous entendons par « preuves scientifiques », des preuves scientifiques selon l'esprit occidental, obtenues dans des laboratoires comme on le fait dans toutes les expérimentations médicales.

Eh bien ces preuves, il y en a... Il y en a de nombreuses et de plus en plus convaincantes. D'abord, il y a des preuves indirectes, c'est-à-dire qu'on a mesuré, chez des sujets sains ou chez des sujets malades, les résultats obtenus sur tel ou tel appareil, par des méthodes physiologiques ou biologiques, par des instruments, par des analyses, etc. De ces preuves indirectes, il y en a eu trop car, partout dans le monde, on a découvert que l'application des petites aiguilles étaient suivies de résultats nombreux, foisonnants, parfois contradictoires. Aussi faut-il classer les résultats indirects obtenus au cours de l'action de l'acupuncture. A l'heure actuelle, après une critique sévère de tout ce qui a été dit et de tout ce qui a été rapporté, il est établi que l'acupuncture a fait des preuves, preuves chiffrées, enregistrées, dans quatre domaines : dans la modification de la formule sanguine et dans des changements des fonctions cardiaques, respiratoires et digestives. D'abord, sur la fonction sanguine, on a démontré, depuis fort longtemps, que la stimulation de certains points entraînait un enrichissement de la formule sanguine : par exemple, il y a un point dont la puncture est suivie d'une façon quasi constante, de l'apparition dans le sang d'un nombre considérable de globules rouges ; autrement dit, la formule rouge s'enrichit après l'action de ce point, dans les deux ou trois minutes qui suivent.

On a découvert aussi, en prenant des électrocardiogrammes de sujets traités par l'acupuncture, des modifications de ces électrocardiogrammes, non pas tellement chez le sujet sain mais chez certains sujets malades présentant, en particulier, des troubles du rythme, avec multiplications de ces petits complexes électriques qui sont la marque du fonctionnement du cœur. On observe une régularisation en quantité et en qualité des électrocardiogrammes. On a également enregistré, avec ces appareils qui s'appellent des spiromètres, la fonction respiratoire et on a vu une amélioration de cette fonction chez le sujet normal et surtout chez l'asthmatique, où on voit les constantes se régulariser et les signes de spasmes bronchiques disparaître petit à petit sous l'action des aiguilles.

Mais les travaux les plus spectaculaires ont été réalisés récemment à Tours, sur l'appareil digestif. Dans cette ville, en particulier, on a enregistré électriquement le fonctionnement des organes digestifs, exactement comme on enregistre un électrocardiogramme ; c'est-à-dire qu'on place des électrodes sur le ventre du malade et les mouvements de l'intestin, de l'estomac s'inscrivent sous la forme d'accidents électriques. Et bien, on a remarqué que lorsque ces accidents électriques étaient nombreux, l'application d'aiguilles sur des points de voisinage, c'est-à-dire sur le devant du ventre, entraîne un apaisement des organes profonds, apaisement marqué par une diminution du nombre et de l'amplitude des accidents électriques d'enregistrement.

Tout ceci représente des preuves indirectes. On voit que l'acupuncture, sous forme de massage, de pression ou d'aiguilles, agit sur des organes, mais on ne sait pas comment et par où elle agit. C'est pourquoi on a attaché encore plus d'importance à la découverte de preuves directes. Par preuves directes, nous entendons preuves recueillies au niveau de la peau. Mais, nous dira-t-on, comment peut-on enregistrer au niveau de la peau des preuves de l'existence de quelque chose de particulier, à l'endroit des points et des trajets d'acupuncture ?

De la manière suivante : il y a très longtemps qu'on avait remarqué que « quelque chose se passait au niveau de ces points et de ces trajets ». En effet, nous l'avons dit dès le début, la stimulation du point entraîne une sensibilité douloureuse plus particulière et différente de celle des tissus avoisinants. Et puis, on a, depuis très longtemps, appliqué des courants électriques sur des points d'acupuncture et on s'est aperçu que les sensations d'électricité étaient plus nettement perçues par le sujet au niveau de ces points qu'au niveau des tissus voisins, à tel point qu'il ressent la sensation d'électricité désagréablement sur le point alors que la même quantité d'électricité, la même intensité électrique n'est pas ressentie ou est ressentie comme quelque chose de tout à fait insignifiant sur les tissus avoisinants. On a donc cherché, et je dois dire que, pendant très longtemps, les travaux ont été négatifs : on a d'abord prélevé, soit sur un cadavre, soit chez le volontaire vivant, la peau de la région immédiatement sous-jacente et on l'a examinée au miscroscope pour voir s'il y avait quelque chose : une terminaison nerveuse, un petit corpuscule particulier. En vérité, on n'a rien trouvé. Il est vrai que ces recherches sont assez anciennes et se faisaient avec le microscope optique ; on ne les a pas recommencées avec le microscope électronique ; on trouverait peut-être quelque chose maintenant. Mais surtout, on a essayé d'enregistrer ce qui se passe sur le plan électrique au niveau des points et des trajets d'acupuncture. Les auteurs marseillais, en particulier Niboyet, ont consacré des années d'études à l'enregistrement des courants électriques à ces endroits ; ils ont réussi à démontrer que la résistance au courant électrique était au minimum au niveau des points d'acupuncture et le long des trajets cutanés correspondant aux méridiens. Ces travaux ont demandé beaucoup d'application, un matériel assez complexe. Ils ont été critiqués car il n'y a rien de plus fragile que la sensibilité de la peau à l'électricité ; une pression un peu forte suffit à modifier du tout au tout les résultats et, pourtant, il faut exercer une pression sinon, il n'y a pas de contact avec l'électricité et pas de mesure possible.

Comment pallier cette difficulté ? Comment rejeter cette critique ? Avec une nouvelle technique mise au point en particulier aux Etats-Unis, par Becker et ses collaborateurs à New York, au bout de dix ans de travaux. Ces auteurs ont utilisé des contacts extrêmement légers. Au lieu d'employer comme en France des électrodes métalliques, ils ont utilisé des électrodes en matière plastique, en téflon, qui exercent un poids négligeable sur la peau et ils se sont aperçus, en éliminant donc un maximum de causes d'erreurs, que la résistance et la conductance de la peau varient selon que l'on est sur les points et les trajets d'acupuncture, ou en dehors de ceux-ci. La conductance, c'est-à-dire la faculté de pénétrer la peau par le courant électrique, est maximale au niveau des points d'acupuncture et va en se dégradant rapidement autour de ces points. En prenant des mesures de conductance égales, on dessine une espèce d'ovale autour du point d'acupuncture avec une diminution de la pénétrance de la peau au fur et à mesure qu'on s'en écarte. La preuve de l'originalité des points est donc apportée.

Mais le trajet du méridien présente les mêmes caractères : la conductance de la peau est plus rapide le long des méridiens que sur la peau voisine.

Voici comment ont opéré Becker et ses amis : ils ont placé deux électrodes à quelques centimètres de distance, le long exactement d'un méridien chinois ; et puis, en parallèle, à un centimètre de ce méridien. Et ils se sont aperçus que le courant électrique passait beaucoup plus rapidement le long du méridien que le long de son parallèle. Par conséquent, **il est à peu près certain qu'il y a des propriétés électriques particulières au niveau des points et le long des méridiens.**

Ces conclusions ont été le point de départ de nouvelles hypothèses, qui sont en cours de vérification. En effet, ces auteurs américains pensent qu'il y a sur la peau un système d'information nerveux antérieur à la formation du système nerveux central, probablement dépendant d'un stade embryonnaire plus jeune que le stade de formation du système nerveux central. On le sait, l'embryon humain passe par une forme qui ressemble à un batracien ou à un poisson avec des branchies. C'est à ce stade, avant même que le système nerveux définitif ne se forme, qu'il y aurait l'apparition d'un réseau nerveux primitif qui persisterait au niveau de la peau ; ce serait là un système de défense et de croissance de la peau qui interviendrait tout au long de la vie de l'individu, par exemple pour entraîner une guérison des plaies. C'est sur ce système qu'interviendrait l'acupuncture, et non seulement l'acupuncture mais aussi des modes d'action tout à fait particuliers comme l'hypnose (nous voyons donc là que des liens se nouent entre l'acupuncture et l'hypnose) et également peut-être l'anesthésie.

Cette transmission d'information se ferait comme par des câbles, qui seraient les méridiens de l'acupuncture, avec des noyaux où l'information serait maximale et qui constitueraient aussi des relais énergétiques pour la renforcer.

Il est stupéfiant de voir que cette conception rejoint exactement la conception chinoise selon laquelle **les points d'acupuncture sont des nœuds d'énergie qui relaient et qui renforcent l'énergie, le long des trajets particuliers que sont les méridiens, et qui même favorisent le passage de cette énergie à travers la peau vers des organes ou vers le système nerveux profond.** Il y a là une identité absolument extraordinaire avec des notions qui sont quatre fois millénaires, et nous allons d'ailleurs, ultérieurement, retrouver cette identité tout au long de la répercussion de l'action de l'acupuncture sur la moelle épinière et le système nerveux central.

Mécanisme d'action au niveau de la moelle épinière

Comment est-ce que cela marche ?

Telle est la question que l'on se pose et que l'on pose à tous ceux qui, de près ou de loin, s'intéressent à l'acupuncture. D'ailleurs, la façon de poser cette question représente déjà une réponse car certains refusent par principe que ça marche : ils nient formellement que l'on obtienne un résultat quelconque, nous l'avons déjà vu dans un chapitre précédent. Toutes les améliorations chez les malades, toutes les conclusions des expérimentations sont refusées en bloc par ces gens-là. Si, malgré tout, ils sont obligés de constater certains résultats, c'est que le hasard, la pensée de Mao Tsé-toung, ou alors l'hypnose ont obtenu ces résultats.

Il n'est pas question de nier ici les choses étonnantes que l'on obtient dans différentes branches de la médecine par l'hypnose ; mais ce sont précisément des choses différentes. Les malades, guéris ou soulagés, les opérés en cours d'intervention ne sont pas en état d'hypnose ; ils répondent aux questions spontanément, parfois dans une langue étrangère qu'eux seuls et le questionneur comprennent dans la salle d'opération. Et voilà une belle explication qui échappe à nos censeurs. Pourtant, ils ne se croient pas battus pour autant. Non, l'acupuncture ne peut marcher puisqu'il n'y a pas d'explication scientifique à son action. Il ne leur vient pas à l'idée que c'est la même objection qui fut faite à Galilée quand il affirma que la terre tournait autour du soleil.

C'est aussi oublier que l'esprit scientifique ne consiste pas seulement à constater comme vrai un fait qui est réel et reproductible par tout le monde, mais aussi un fait isolé pourvu qu'il soit observé par un sujet de bonne foi. Or voici que commence à apparaître une explication tout à fait scientifique, et au niveau de la biologie la plus fine et la plus difficile : celle du système nerveux. On peut dire qu'ainsi la plus vieille médecine du monde rejoint la physiologie la plus moderne et la plus scientifique, celle de la douleur.

Les découvertes ont été faites à deux niveaux : au niveau du système nerveux périphérique, nerfs et moelle épinière, et au niveau du système nerveux central, cerveau et organes nerveux avoisinants.

Voyons déjà le premier niveau.

La conception classique de la transmission de la douleur est connue depuis longtemps. Dans la peau ou dans les organes se trouvent les terminaisons des nerfs. Pour les chercheurs classiques, toutes les fibres nerveuses peuvent transmettre la douleur, quelles que soient les sensations, froid, chaleur, contact qu'elles conduisent par ailleurs. Toutes ces fibres nerveuses aboutissent à la partie arrière de la moelle épinière, dans ce qu'on appelle la « corne postérieure ». C'est à partir de là que la douleur va être répercutée vers le cerveau, et c'est là seulement que la sensation sera identifiée comme douloureuse ; elle deviendra la « douleur ». Tout ceci est bien connu, mais voici du nouveau. On s'est aperçu qu'il y avait deux sortes de fibres nerveuses : les unes petites, de faible section, ce sont elles qui captent normalement toutes les sensations ; et puis d'autres, moins nombreuses et beaucoup plus grosses — celles-là ne sont normalement sensibles qu'à une stimulation plus énergique. Mais elles transmettent plus vite. Oh certes, cela se passe en quelques fractions de seconde, mais à l'échelle du système nerveux, c'est important et même décisif. Pourquoi, me demandez-vous ? Eh bien ! parce que la stimulation transmise par l'excitation de ces fibres va bloquer, au niveau de la moelle, l'autre sensation, la sensation douloureuse qui suit les fibres minces. Il y a, dans cette partie de la moelle, comme un portillon qui se ferme devant la douleur et qui l'empêche d'être transmise au cerveau, donc d'être perçue ; d'ailleurs, cette théorie s'appelle théorie du portillon, « **gate control theory** » en anglais. Ce portillon est réalisé par un ensemble de cellules de la moelle épinière, comme le montre le schéma, et est plutôt un filtre de la sensation douloureuse. Il

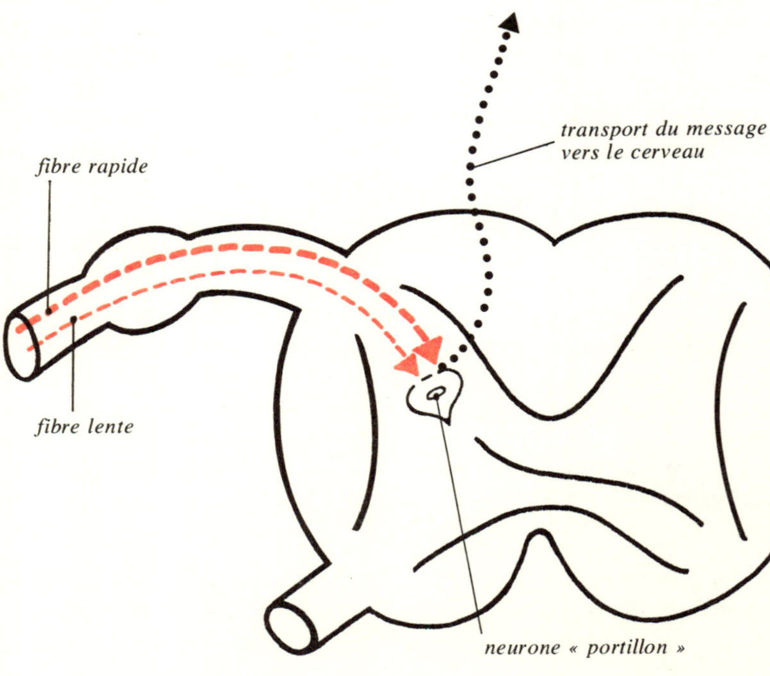

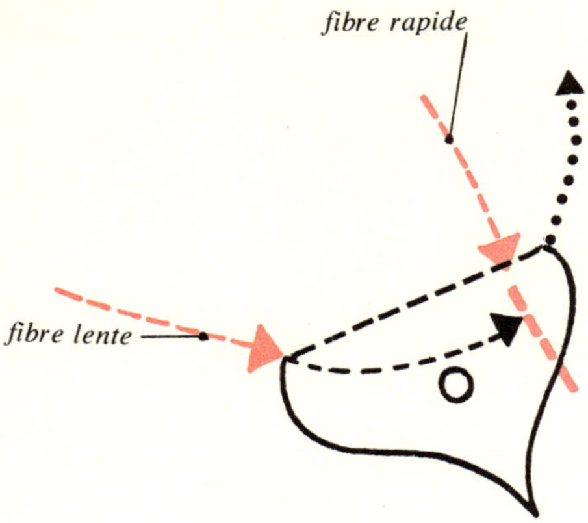

ne s'agit pas d'ailleurs d'une porte matérielle, mais d'un rideau électrique. L'intervention des grosses fibres déclenche, au niveau des neurones, un champ électrique négatif bloquant le passage d'autres électrons.

En quoi tout ceci intéresse-t-il l'acupuncture, me direz-vous ? Eh bien ! et cela commence à être démontré, il apparaît que les fibres larges et rapides se terminent dans la peau, au niveau des points d'acupuncture, du moins des principaux. On conçoit donc qu'une stimulation bien choisie d'un de ces points va entraîner un filtrage continu au niveau de la moelle, et, en fermant le portillon, va bloquer tout passage des sensations douloureuses vers le cerveau. C'est ainsi que s'expliquent, en partie, les surprenantes interventions chirurgicales faites avec l'aide de l'acupuncture et sans anesthésie. En stimulant le point correspondant, selon la tradition chinoise, à la région intéressée, à la fois avant, tout au long et un peu après l'opération, on bloque la sensation douloureuse et le chirurgien opère en toute tranquilité, avec tous les avantages qui en découlent pour lui et pour le malade.

Ce que l'on fait en chirurgie, on le fait aussi en médecine pour la pathologie courante qui est le but de ce livre.

Mécanisme d'action au niveau du cerveau

On peut dire à juste titre que, dans ce domaine, l'acupuncture a fait progresser la science contemporaine.

Une des trouvailles les plus nouvelles et les plus fantastiques est peut-être en train de jaillir de l'utilisation des petites aiguilles, et, en même temps, d'en expliquer le mécanisme profond. Ceci fait appel aux travaux les plus récents des spécialistes du système nerveux. Dans le monde entier, on se penche, en effet, sur le fonctionnement de cette partie la plus noble, mais aussi la plus cachée et la plus complexe de nos tissus. Que ce soit pour mieux comprendre les maladies mentales ou le travail normal du cerveau dans ses rôles principaux : sommeil, mémoire, etc., des chercheurs, de partout, se penchent sur leur microscope ou leurs éprouvettes pour arracher à notre encéphale ses secrets.

Qu'on nous permette de résumer brièvement les résultats obtenus avant de montrer comment l'acupuncture peut se placer dans ces résultats.

1° Construction du tissu nerveux -

Comme tout le reste de notre organisme, le tissu nerveux est constitué de cellules qui sont, pour la matière vivante, ce que l'atome ou la molécule sont pour la matière inerte. De ces cellules, dans le cerveau, il existe plusieurs variétés. Il y en a qui ont un rôle de soutien, de défense, de nourriture, etc. ; mais ce sont les vraies cellules nerveuses, les cellules nobles, qui vont nous retenir ici : les neurones. Comme toutes les cellules, ils sont composés d'un noyau et d'un corps — si l'on veut — qu'on appelle le protoplasme. Mais l'originalité de la cellule nerveuse est qu'elle possède un ou plusieurs prolongements : les axones. Ces axones peuvent aller très loin.

Considérons, par exemple, ce qui se passe pour le nerf le plus long du corps, le nerf sciatique. Les protoplasmes et les noyaux se trouvent dans la moelle épinière, et les axones vont donner des ordres au bout des orteils, ce qui fait pour ces filaments plus d'un mètre de longueur. Mais, si longs qu'ils soient, il faut bien qu'ils se terminent, soit dans la peau, soit dans les organes, soit au contact d'une autre cellule nerveuse ; et ce sont ces contacts qui ont particulièrement intéressé les chercheurs.

2° Fonctionnement du système nerveux -

En effet, le long du nerf et de son prolongement, le passage des ordres qui constitue ce qu'on appelle l'influx nerveux se fait comme un courant électrique par une onde de dépolarisation. Au niveau des contacts entre les cellules nerveuses, les problèmes sont un peu plus complexes. A l'emplacement de ces contacts, un peu comparables à des prises de courant si l'on veut, on s'est très vite aperçu que les choses se passaient un peu comme à l'armée : les ordres sont transmis par l'intermédiaire d'un produit chimique qui est fabriqué par le neurone supérieur et qui passe la consigne au neurone inférieur. On conçoit déjà la formidable machinerie que cela représente pour fabriquer, dans le premier neurone, cette véritable « estafette » chimique et l'envoyer au contact du deuxième neurone où elle est identifiée dans un site spécial, un peu comme un bateau s'installe à son poste d'amarrage — et enfin, détruire le messager, une fois l'ordre reçu.

Les conséquences de ce fait sont énormes. Ainsi, les cellules nerveuses sont de véritables glandes capables de secréter des substances chimiques et, souvent même, de les envoyer à distance. Mais aussi on comprend que la substance secrétée n'est pas forcément partout la même et que, selon les régions du cerveau et leurs spécialités — si l'on peut dire — le produit « estafette » change.

On a trouvé un certain nombre d'estafettes différentes : adrénaline, sérotonime, dopamine, acide gamma aminobutyrique — peu importe leur nom — qui, toutes, jouent un rôle effroyablement complexe dans la sensation, la mémoire, l'intelligence, etc.

3° La drogue naturelle -

Et puis les chercheurs ont pensé que cette zone de jonction pouvait être non seulement une zone de grande activité, mais aussi, et un peu en conséquence, une zone de grande fragilité, sensible à toutes les agressions ou intoxications.

Or, quelles intoxications sont aujourd'hui plus fréquentes, plus graves et plus répandues que celles de la drogue ? Aussi — pour sauver les malheureuses victimes de ce vice — on a essayé de comprendre où et comment les drogues agissent au niveau du système nerveux. C'est, bien sûr, la plus dure et la plus redoutable de ces drogues : l'opium, et son dérivé la morphine, qui ont fait l'objet des études les plus attentives. On s'est aperçu que la morphine était acceptée par la cellule nerveuse, et en poursuivant les investigations, on s'est rendu compte que des neurones présentaient à leur surface des sites tout préparés pour qu'elle s'y fixe — toujours la notion du poste d'amarrage dont nous avons parlé plus haut. Voilà une chose bien invraisemblable, direz-vous... Comment la nature a-t-elle pu prévoir qu'une substance végétale, issue d'une fleur, le « pavot », puisse entrer en contact avec le système nerveux au point que son accueil ait été si parfaitement organisé ? C'est alors qu'a jailli l'éclair de compréhension. Si une substance aussi étrangère était accueillie, c'est qu'elle était voisine de produits naturels secrétés par le cerveau lui-même ou les glandes qui l'entourent. Comme toujours, la démonstration a bien vite suivi l'idée et, en quelques mois, on a découvert toute une série de substances très voisines chimiquement de la morphine, qu'on a d'ailleurs appelées les « endorphines » ou morphines naturelles, et qui ont le même effet que la morphine drogue, c'est-à-dire supprimer la sensation de la douleur.

Il y en aurait même toute une gamme qui seraient plus ou moins calmantes, voire euphorisantes, c'est-à-dire donnant de la joie, de l'optimisme, selon leurs structures chimiques ou leur lieux de production : cerveau, glande hypophyse, etc.

4° Rôle de l'acupuncture -

Et l'acupuncture, me direz-vous, que fait-elle dans tout cela ? Et bien, et c'est là la découverte essentielle d'un Canadien, le professeur Pomeranz, de Toronto : l'acupuncture libère ces fameuses endorphines. L'idée lui en était venue — nous dit-il — en voyant la manière dont les Chinois l'utilisent avant une intervention chirurgicale ; ils stimulent le point au moins vingt minutes avant de commencer l'opération, temps nécessaire pour la formation d'une substance chimique : l'endorphine justement, et Pomeranz en apporte trois preuves :

1) Le liquide céphalo-rachidien, c'est-à-dire le liquide dans lequel baigne le cerveau d'un sujet anesthésié par l'acupuncture, transmet ce pouvoir calmant à une autre personne non traitée par l'acupuncture. Il y a donc une substance chimique qui se diffuse et qui est transmissible par la seringue.

2) Pomeranz enregistre chez l'animal, par des électrodes cérébrales, les réactions à la douleur des neurones du cerveau. Les réactions sont signalées par un certain nombre de « bip » sur le tracé. Or, ces « bip », signifiant transmission du phénomène douloureux, diminuent, puis finissent par s'arrêter complètement lorsqu'on stimule un point choisi d'acupuncture, alors que la douleur continue à être provoquée.

3) Enfin Pomeranz utilise un produit qui bloque l'action de la morphine et donc des endorphines dans le cerveau : le « naloxone » qui, en se fixant probablement sur le site adéquat encéphalique, les empêche de jouer leur rôle. Or, ce produit empêche également l'acupuncture d'agir sur la douleur ; c'est presque prouver l'identité des deux modes d'action.

Pomeranz va plus loin. Il en déduit qu'une action prolongée demande une stimulation assez longue allant de vingt minutes à une heure et que, quel que soit le mode de stimulation — piqûre, électricité ou simple massage —, le résultat obtenu est identique sur la douleur. N'est-ce pas la justification même de cet ouvrage ?

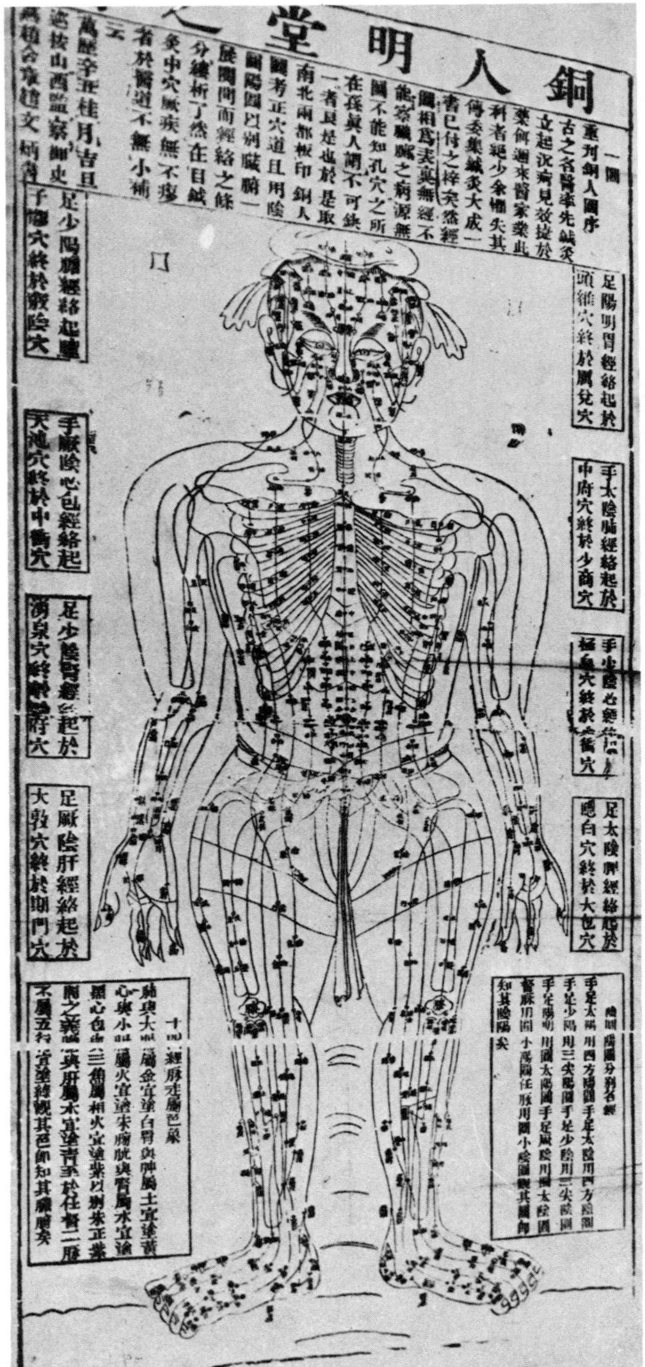

photo Roger Viollet

Médecine chinoise : schéma d'acupuncture.

Conclusion

Vous voilà maintenant armés pour vous soulager dans plus de cinquante de vos petits malaises.

Brièvement, nous l'avons dit et nous le répétons, il ne saurait être question de faire des traitements complets qui sont du ressort du médecin acupuncteur.

Mais c'est déjà quelque chose que ne plus souffrir ou être moins gêné.

Et peut-être aussi pourrez-vous par vos observations, que nous recevrons toujours avec plaisir, faire progresser une branche de la médecine qui apparaît de nos jours à la fois la plus chargée de passé et des plus prometteuses pour l'avenir.

Nous serons pleinement satisfait si nous vous en avons suscité l'envie.

Chine ancienne

Statuette indiquant la partie malade du corps. Les femmes l'envoyaient à leurs médecins.

photo Roger Viollet

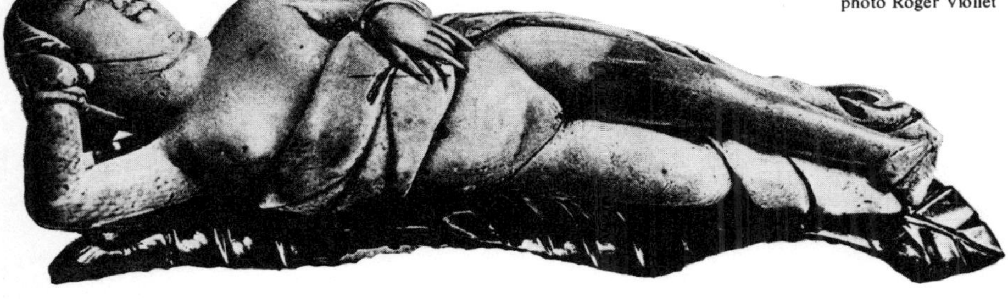

Table des matières

Les photos de ce livre sont dues à M. CONTY

Achevé d'imprimer
le 9.3.80
par Printer Industria
Gráfica S.A.
Provenza, 388 Barcelona
Sant Vicenç dels Horts 1980
Depósito Legal B. 2124-1980
Pour le compte de
France Loisirs
123, Boulevard de Grenelle
Paris

Dépôt légal : 1.er trimestre 1980
N.° d'édition : 5023
Imprimé en Espagne